大型药学知识普及丛书

药,你用对了吗

——神经系统疾病用药

总主编　许杜娟

主　编　汪永忠　李　颖

U0302816

科 学 出 版 社

北 京

内 容 简 介

本书共介绍了7种神经系统常见病、多发病。每种疾病分为三部分介绍。第一部分疾病概述，简要介绍了疾病基础知识，使读者对疾病有总体的认识。第二部分药物治疗，向读者展示常用药物的主要作用、禁忌证、服用时间、不良反应及储存条件等，并梳理了药物治疗过程中的联合用药注意事项，特殊人群用药指导并对用药案例进行解析，从药师角度给出建议，纠正用药误区，使读者对药物治疗有深入了解。第三部分用药常见问题解析，归纳整理了药师在实际用药咨询服务过程中常见的用药问题，通过通俗易懂的语言进行解析，为读者答疑解惑。

全书文字浅显易懂，能适应各年龄的读者需要，尤其适合神经系统疾病患者及其家属阅读，亦适合神经系统疾病相关临床科室的医护工作者参考。

图书在版编目（CIP）数据

药，你用对了吗. 神经系统疾病用药 / 汪永忠，李颖主编.—北京：科学出版社，2018.10

（大型药学知识普及丛书 / 许杜娟总主编）

ISBN 978-7-03-059083-1

Ⅰ. ①药… Ⅱ. ①汪… ②李… Ⅲ. ①神经系统疾病–用药法 Ⅳ. ①R452

中国版本图书馆CIP数据核字（2018）第231549号

责任编辑：闵 捷 周 倩 / 责任校对：王 瑞
责任印制：黄晓鸣 / 封面设计：殷 靓

科 学 出 版 社 出版
北京东黄城根北街16号
邮政编码：100717
http:// www.sciencep.com

北京虎彩文化传播有限公司印刷
科学出版社发行 各地新华书店经销

*

2018年10月第 一 版 开本：A5（890×1240）
2019年12月第三次印刷 印张：4 3/4
字数：110 000

定价：30.00 元
（如有印装质量问题，我社负责调换）

《药,你用对了吗——神经系统疾病用药》
编辑委员会

主 编
汪永忠　李　颖

副主编
高家荣　杨满琴　沈炳香

编 者
（按姓氏笔画排序）

王金亮　孙　立　李　颖　杨满琴　汪永忠
沈炳香　张梦翔　罗　欢　段自皞　高家荣

写给读者的话

亲爱的读者：

　　您好！感谢您从浩瀚的图书中选择了"大型药学知识普及丛书"。

　　每个人可能都有用药的经历，用药时可能会有疑惑，这药是否能治好我的病？不良反应严重吗？饭前吃还是饭后吃？用药后应该注意些什么？当然您可以问医生，但医生太忙，不一定有时间及时帮您解答；您也可以看说明书，可说明书专业术语多，太晦涩，不太好懂。怎么办？于是我们组织多家三甲医院的临床药师及医生共同编写了本丛书，与您谈谈用药的问题。

　　药品是指用于预防、治疗、诊断人的疾病，有目的地调节人的生理功能并规定有适应证或者功能主治、用法和用量的物质。但药品具有两重性，其作用是一分为二的，用药之后既可产生防治疾病的有益作用，亦会产生与防治疾病无关甚至对机体有毒性的作用，即通常所说的"是药三分毒"。因此，如何合理地使用药品，从而发挥良好的治疗作用，避免潜在的毒副反应，是所有服用药品的患者所关心的问题，也是撰写本丛书的出发点。

　　本丛书选择了临床上需要通过长期药物治疗的常见病、多发病，首先对疾病的症状、病因、发病机制作简要的概述，让您对疾病有基本的了解；其次介绍了治疗该疾病的常用药物，各种药物的药理作用、临床应用、不良反应；最后我们根据多年临床经验及患者用药问题的调研对患者用药过程中存在的疑惑，以问答的形式解惑答疑。此外，文中还列举了临床上发生的典型案例，说明正确使用药品的重要性。

  本丛书涵盖的疾病用药知识全面系统，且通俗易懂。广大患者可以从本丛书中找到自己用药疑问的答案。本丛书对于药师来说，也是一本很有价值的参考书。

2018 年 6 月 6 日

如何阅读本书

神经系统常见病、多发病如脑血管疾病、癫痫、帕金森病、老年痴呆等多是慢性疾病，是我国人群中致死或致残的主要疾病，严重威胁群众的身体健康，给社会和家庭带来沉重的经济负担。神经系统疾病病情复杂、症状严重，药物治疗存在药物品种多、疗程长、药物相互作用复杂等特点，因此在正确诊断的前提下，安全合理用药不容忽视。但是，普通人群对于治疗神经系统疾病的药物没有充分了解，在服药方法、配伍禁忌、注意事项等方面存在误区，导致治疗效果不佳或造成药源性疾病。随着医药科技不断发展，针对神经系统疾病的新的诊疗技术、治疗方法及药物不断涌现，人们对此类疾病诊疗尤其是药物治疗方面的指导需求越来越高。药师作为临床治疗团队中重要的一员，普及医药知识、科学规范指导群众安全合理用药已成为药师工作者的重要职责。

本书由来自三甲医院经验丰富的药师编撰，通过查阅国内外权威指南及大量文献，并经过临床医药学专家审核而成。本书独到之处在于从药师角度为患者讲解如何正确用药，纠正用药误区，并以问答的形式回答患者在用药过程中遇到的疑点、难点，一事一叙、一目了然，形式新颖，重点突出，具有科学性、实用性、趣味性、可读性、经济性五大特点。

　　本书共介绍7种疾病，每种疾病分为三部分。第一部分简要介绍疾病的基础知识；第二部分重点介绍药物治疗知识，尤其是从治疗目标与常用药物、联合用药注意事项、特殊人群用药指导、用药案例解析等内容层层剖析；第三部分围绕患者密切关注内容及用药常见的问题以问答形式呈现并进行解析。希望读者能够通过阅读本书增加神经系统常见病、多发病的相关医药知识，纠正错误观念，远离用药误区，安全合理用药，从而促进疾病预防与康复。仍需提醒读者的是本书是一本科普读物，不能据此进行自我诊断和治疗。

　　由于编者水平与经验有限，编写时间紧张，难免存在疏漏。诚恳地希望广大读者多提宝贵意见。我们会在今后工作实践中不断丰富和完善，更好地为读者提供优质的药学服务。

汪永忠

目　录

疾病三　帕 金 森 病

疾病四　老 年 痴 呆

疾病一　脑血管疾病

―――――――――――― 疾　病　概　述 ――――――――――――

🍎 概述

　　脑血管疾病（cerebrovascular disease, CVD）是各种原因导致的脑血管性疾病的总称，是全身性血管病变或系统性血管病变在脑部的表现。脑血管疾病是危害中老年人身体健康和生命的主要疾病之一。卒中为脑血管疾病的主要临床类型，是导致人类死亡的第二位原因，已超过恶性肿瘤，是我国疾病的首位死因。本病常见中老年人，急性发作，具有高发病率、高死亡率、高致残率及高复发率的特点，给社会、家庭带来沉重的负担和痛苦。随着人口老龄化，脑血管疾病造成的危害日趋严重。

🍎 分类

　　脑血管疾病通常分为缺血性脑血管疾病和出血性脑血管疾病两大类。缺血性脑血管疾病包括短暂性脑缺血发作（transient ischemic attack, TIA）、脑血栓形成、脑栓塞、腔隙性梗死。短暂性脑缺血发作又称作小中风或一过性脑缺血发作。脑梗死又称缺血性卒中，包括脑血栓形成、脑栓塞、腔隙性梗死等。出血性脑血管疾病包括脑出血（intracerebral hemorrhage，ICH）、蛛网膜下腔出血（subarachnoid hemorrhage，SAH）。

 发病原因

脑血管疾病发病原因有多种，包括以下几个方面：血管壁病变，心脏病和血流动力学改变，血液成分和血液流变学改变，其他有包括空气、脂肪、癌细胞等栓子及脑血管痉挛等。

 临床表现

1. 短暂性脑缺血发作　本病好发于中年以后，男性多于女性，发作突然，症状在1分钟内达高峰，少数于数分钟内呈进行性发展，一般持续时间不超过15分钟，个别可达2小时，症状不超过24小时。颈内动脉系统短暂性脑缺血临床表现与受累血管分布相关，常见对侧上肢或下肢无力、部分肢体麻木，可产生感觉性或运动性失语。椎-基底动脉系统短暂性脑缺血发作常表现为眩晕、平衡障碍、眼球异常运动和复视。

2. 脑血栓形成　本病常在安静或睡眠中发病，部分病例有短暂性脑缺血发作前驱症状如肢体麻木、无力等，局灶性体征多在发病后10余小时或1～2日达到高峰。临床表现取决于梗死灶的大小和部位。当发生基底动脉血栓或大面积脑梗死时，患者可出现意识障碍甚至危及生命。

3. 脑栓塞　本病可发生于任何年龄，以青壮年多见，多在活动中急骤发病，无前驱症状，局灶性神经体征在数秒至数分钟达到高峰，神经功能缺失症状和体征较严重，较完全。不同部位血管栓塞会造成相应的血管闭塞综合征,意识障碍有无取决于栓塞血管的大小和梗死的面积。

4.腔隙性梗死　本病多见于中老年患者,男性多于女性,突然或逐渐起病,出现偏瘫或偏身感觉障碍等局灶症状,通常症状较轻,体征单一,预后较好。

5.脑出血　本病多见50岁以上患者,多有高血压病史,多在情绪激动或活动中发病,常见头痛、呕吐、意识障碍等。

6.蛛网膜下腔出血　本病以中青年发病居多,临床表现差异较大,轻者没有明显症状,重者可突然昏迷或死亡,常见头痛、颈项强直、眼部症状、精神症状等。

治疗选择

1.缺血性脑血管疾病　急性缺血性脑血管疾病分为超早期(发病1～6小时)、急性期(发病48小时内)、恢复期3个阶段。急性缺血性脑血管疾病的诊治强调早期诊断、早期治疗、早期康复和早期预防再发;注意整体综合治疗与个体化治疗相结合。

(1)超早期:可采用溶栓治疗。

(2)急性期:①一般治疗,包括严格卧床,监测生命体征;控制患者体温、血压、血糖及营养支持,注意水电解质平衡、预防继发性感染等。②特殊治疗,针对缺血损伤的病理生理机制中某一特定环节进行干预,包括抗血小板、抗凝、降纤、降颅内压、神经保护等。

(3)恢复期:对于病情稳定的患者,尽早启动二级预防。其包括:①控制脑血管疾病的危险因素,积极控制血压、血糖、血脂。②抗血小板治疗,常用药物有阿司匹林、氯吡格雷等。③抗凝治疗,对心房颤动或风湿性二尖瓣病变的缺血性卒中患者,使用华法林抗凝治疗。④康复治疗。

2. 出血性脑血管疾病 主要包括脑出血和蛛网膜下腔出血。

(1)脑出血:①内科治疗为一般治疗、脱水降颅内压、调整血压、防治继续出血、加强护理防治并发症等措施。②外科治疗应在内科治疗无效且严重脑出血危及患者生命时进行。③康复治疗是在脑出血后,患者生命体征平稳,病情稳定后,宜尽早进行,对神经功能恢复、提高生活质量有帮助。

(2)蛛网膜下腔出血:①急性期内科治疗的目的是防治再出血,降低颅内压,防治继发性脑血管痉挛,减少并发症,寻找出血原因,治疗原发病和预防复发。②外科治疗需尽早查明病因,根据病情才能决定。

🍎 预后

短暂性脑缺血发作的患者早期发生卒中的风险很高。短暂性脑缺血发作不仅易发生脑梗死,也易发生心肌梗死和猝死。短暂性脑缺血发作部分发展为脑梗死,部分继续发作,部分自行缓解。脑血栓形成的病死率约为10%,致残率在50%以上,存活者部分可复发。脑栓塞预后与被栓塞血管大小、栓子数目及栓子性质有关。脑栓塞急性期病死率为5%～15%,如栓子不能消除,部分脑栓塞患者病后1～2周再发。腔隙性脑梗死预后一般良好,病死率和致残率较低,但复发率较高。

脑出血预后与出血量、出血部位、意识状态及有无并发症有关,总体预后差。蛛网膜下腔出血预后与病因、出血部位、出血量、有无并发症及治疗是否及时有关,总体预后较差,病死率高达45%,致残率也较高。

药 物 治 疗

治疗目标

脑血管疾病的治疗目标是积极预防,控制并减轻急性期症状、减少并发症,积极康复,预防复发;降低发病率、死亡率、复发率,延长患者寿命,提高患者生活质量。

常用药物

治疗脑血管疾病的常用药物见表1。

联合用药注意事项

脑血管疾病患者多为中老年人,病情复杂,基础疾病较多,常常需要联合用药。在药物治疗时应在医师或药师的指导下选择合适的联用药物治疗方案,发挥最佳药物治疗效果;切记不要随意加减药物,避免有不良的药物相互作用,致使疗效下降或不良反应增加。常见联用方案包括以下几个方面:

1. 抗血小板药物联用　　一般情况下以单药治疗为主。但对于有急性冠脉疾病或近期有支架植入者,建议联合应用阿司匹林和氯吡格雷双联抗血小板治疗。联合治疗期间尤其注意监测身体有无出血、消化道不适如腹痛、黑便等情况。

2. 抗凝药物华法林与其他药物联用　　有心房颤动病史的脑血管疾病患者需要抗凝治疗。华法林是常用口服抗凝药物,其抗凝作用受多种药物和食物影响。在合用其他药物时,应告诉医师或药师服用华法林的情况,用药过程中需要监测患者凝血情况[国际标准化比值(INR)],根据凝血情况(INR)调整药物剂量。

表1 治疗脑血管疾病的常用药物

常用药物	主要作用	禁忌证	注意事项	不良反应	储存条件
尿激酶	溶栓药物，主要用于血栓栓塞性疾病的溶栓治疗	有出血性疾病或出血倾向、既往有颅内出血，近1周在不易压迫止血部位有动脉穿刺、近2周内进行过大的外科手术、近3个月内有脑梗死或心肌梗死病史或头颅创伤，严重心肝肾功能不全，严重糖尿病、口服抗凝药（INR＞1.5）、48小时内接受过肝素治疗（APTT超出正常范围）、血小板计数＜100×10⁹/升，血糖＜2.7毫摩尔/升的患者及妊娠期妇女禁用	需医务人员操作。适用年龄为18～80岁，发病6小时内，脑CT排除颅内出血且无早期大面积脑梗死体征、脑功能损害的影像学改变，且比较严重，尽可能早期使用。用药期间应密切观察患者反应，如尿率、体温、呼吸频率和血压、出血倾向等	出血，消化道反应如恶心、呕吐、食欲缺乏，个别患者可发生轻度过敏反应	遮光，密闭保存
重组组织型纤溶酶原激活物	溶栓药物，主要用于血栓栓塞性疾病的溶栓治疗	同上	需医务人员操作。适用年龄为18～80岁，发病4.5小时内使用。其余同上	出血，过敏反应，消化道反应	置室温或冰箱（2～8℃），避光保存，切勿冷冻

续表

常用药物	主要作用	禁忌证	注意事项	不良反应	储存条件
巴曲酶	降纤药物，用于急性脑梗死，可改善各种闭塞性血管病引起的缺血性症状，改善末梢及微循环障碍	有出血史、出血倾向、新近手术、正在使用抗凝药或抗血小板药及抗纤溶制剂，严重肝肾功能不全及乳头肌断裂、心源性休克、多器官功能衰竭的患者禁用，70岁以上老年患者、妊娠期和哺乳期妇女慎用	用于适当给药。需医务人员操作。用于不适合溶栓的患者时也要进行筛选，特别是高纤维蛋白血症者。时间窗一般为脑梗死早期12小时内。在用药前及用药期间监测凝血因子Ⅰ，观察有无出血	可引起注射部位或创面出血；头痛、头晕、胃部不适、ALT增高、血清肌酐升高、过敏反应等	遮光，在5℃下保存（但应避免冷冻）
阿司匹林	抗血小板药物，对血小板聚集有抑制作用，用于缺血性脑血管疾病的一级和二级预防，降低短暂性脑缺血发作及其继发脑卒中的风险	活动性病理出血如消化性溃疡、颅内出血等，有胃肠道出血倾向，对阿司匹林或其他水杨酸盐过敏的患者禁用	在医务人员指导下进行。不符合溶栓适应证、无禁忌证的缺血性脑卒中患者发病后尽早口服阿司匹林，150～300毫克/天。急性期后改为口服50～150毫克/天。使用期间监测血常规、尿常规、大便潜血及凝血功能	出血、胃肠道反应、皮疹	密闭，避光储存
氯吡格雷	抗血小板药物，一般用于对阿司匹林过敏或不能耐受的患者；与阿司匹林联合用于血管支架植入术后	对活性物质或本品任何成分过敏，严重的肝脏损害，活动性病理出血如消化性溃疡或颅内出血的患者及哺乳期妇女禁用	在医务人员指导下进行。不符合溶栓适应证、无禁忌证的缺血性脑卒中患者发病后，对阿司匹林过敏或不能耐受者口服氯吡格雷300毫克/天，急性期后改为75毫克/天。使用期间监测血常规、尿常规、大便潜血和凝血功能	出血、胃肠道不适、皮疹、头痛、头昏、白细胞异常等	遮光，密封，干燥处保存

续表

常用药物	主要作用	禁忌证	注意事项	不良反应	储存条件
低分子肝素	抗凝药物。主要用于预防和治疗深部静脉血栓形成	对肝素及低分子肝素过敏、严重的凝血障碍、有低分子肝素或肝素诱导的血小板减少症史、活动性消化道溃疡或有出血倾向的器官损伤、急性细菌性心内膜炎的患者禁用	需医务人员操作。不推荐无选择早期进行抗凝治疗；特殊情况下溶栓后还需要抗凝治疗的患者，应在24小时后使用抗凝剂。使用前和使用过程中应监测活化部分凝血活酶时间、血小板计数、大便潜血等	出血倾向低，但用药后仍有出血的危险；偶可发生过敏反应；罕见中度血小板减少症和注射部位轻度血肿和坏死	30℃以下保存、避光
华法林	抗凝药物，能防止血栓的形成及发展。用于治疗血栓栓塞性疾病	严重肝肾功能损害、严重高血压、凝血功能障碍伴有出血倾向、活动性溃疡、外伤、先兆流产、近期手术者禁用；妊娠期妇女禁用	在医务人员指导下进行。每天固定时间口服。观察有无出血，用药期间定期监测INR，INR应保持在2~3；均衡饮食	主要易致各种出血；偶见恶心、呕吐、腹泻、过敏反应皮疹、瘙痒性及皮肤坏死、肝酶升高等	避光、干燥、室温保存
甘露醇	脱水及降颅内压药。用于治疗各种原因引起的脑水肿，降低颅内压，防止脑疝	已确诊为急性肾小管坏死的无尿患者，严重失水者，颅内活动性出血者，因扩容而加重出血或急性肺水肿或严重肺瘀血者禁用	需医务人员操作。常用20%甘露醇注射液，按体重0.25~2克/千克，于30~60分钟静脉滴注完毕。警惕发生高血压、肾功能障碍。监测血压、尿量等	最常见的为水和电解质紊乱，可致肾衰竭、酸中毒等，甘露醇外渗可致组织水肿、皮肤坏死、过敏反应	避光、干燥、阴凉处封闭保存

续表

常用药物	主要作用	禁忌证	注意事项	不良反应	储存条件
甘油果糖	脱水及降颅内压药，用于脑血管疾病、脑外伤、脑肿瘤、颅内炎症及其他原因引起的急慢性颅内压增高、脑水肿等症	遗传性果糖不耐症者，对本品任何成分过敏者；高钠血症、和严重脱水者禁用	需医务人员操作。静脉滴注，每500毫升需滴注2～3小时，250毫升需滴注1～1.5小时，常与甘露醇交替使用	不良反应少而且轻微，滴注过快可出现溶血	密闭保存
尼莫地平	钙通道阻滞剂，适用于各种原因的蛛网膜下腔出血后的脑血管痉挛和急性脑血管疾病恢复期的血液循环改善	肝功能严重不良（如肝硬化）的患者禁用	在医务人员指导下进行。先使用尼莫地平注射液，使用尼莫地平输液时应建免太阳光直射，小剂量开始，控制输液速度，无不良反应后再加大剂量。显效后改为口服	胃肠道不适，肝功能异常，肝疾，黄疸，低血压，头晕、头昏眼花、头痛，虚弱等	遮光，密闭，避免日光直射，在干燥处保存
依达拉奉	神经保护剂，用于改善急性脑梗死所致的神经症状、日常生活活动能力和功能障碍	重度肾衰竭和对本品有过敏史的患者禁用	需医务人员操作。尽可能在发病后24小时内开始给药。输液须在30分钟内滴完。监测肾功能	主要是致肝功能损害，肾衰竭加重及可能致心脏病加重	遮光，在阴凉处（不超过20℃）保存
脑磷胆碱	神经保护剂，用于治疗颅脑损伤或脑血管意外所引起的神经系统的后遗症	对本品中任何成分过敏者禁用	需医务人员操作。最好在发病2周内应用。脑出血急性期不宜大剂量使用，静脉给药速度不宜过过快，服用治疗后可继续口服药物治疗，静脉本品不可与含氯苯酚的药物合用	偶见胃肠道反应，轻微，持续时间短	遮光，密封保存

注：ALT 为丙氨酸转氨酶即谷丙转氨酶（GPT），INR 为国际标准化比值，APTT 为活化部分凝血酶原时间。

3. **降脂药联用**　脑血管疾病患者应控制血脂水平。一般情况下仅需单药治疗,但因病情需要他汀类与贝特类降脂药合用时,尤其注意监测是否有不明原因的肢体无力、肌肉酸痛等症状,如出现应及时就诊。他汀类易与其他药物有相互作用,就诊时应当告诉医师或药师正在服用此类药物。另外,服药期间尽量避免摄入大量西柚汁。

4. **降压药物联用**　患有高血压脑血管疾病患者常需要两种或两种以上的药物联合降压治疗。此时需要注意监测血压,避免只治疗不监测,并注意平稳降压,不宜过快过低,不宜随意换药,避免大量饮酒。

5. **降糖药物联用**　单一药物无法控制血糖者需联合用药,此时应注意监测血糖,避免低血糖发生。

🐛 特殊人群用药指导

1. **老年患者用药指导**　老年患者是脑血管疾病的主要人群,药物治疗应在医师或药师指导下进行,不可随意选择药物,加减药物剂量。老年患者药物治疗特点包括:①老年人机体各器官的结构和功能退化;②对药物的敏感性和耐受性也发生变化,从而影响药效或易发生不良反应,如老年人使用甘露醇易出现肾损害;③老年患者往往合并多种疾病,合并用药较多,记忆力减退,服药依从性差。因此,老年患者用药应做到:①明确诊断,合理选药;②药物治疗方案个体化,给药剂量及给药间隔应根据病情和年龄适当增减;③药物治疗方案简化,恰当联合,关注药物相互作用;④提高用药依从性;⑤注意监测不良反应;⑥长期用药,应定期随访。

2. **女性患者用药指导**　鉴于药物对胎儿或新生儿的影响,

加之许多药物缺少妊娠期和哺乳期妇女使用的临床资料,妊娠期和哺乳期患者用药应遵循"能不用药就不用,能少用药绝不多用"的原则。因病情需要,确要使用药物时,需权衡利弊,在医师指导下进行。妊娠期和哺乳期妇女药物治疗特点:①由于自身生理和生化功能的改变使机体对药物处置发生变化;②有些药物对胎儿和新生儿产生一定影响。因此,妊娠期和哺乳期患者用药应做到:①注意用药的有效性和安全性,给药方案个体化;②选用正确药物,适时适量用药,避免和减少药物对胎儿或乳儿的不良反应;③必要时进行血药浓度监测。

3. 肝肾功能不全患者用药指导　　许多药物需经过肝脏代谢,肾脏排泄。肝肾功能不全时,对药物的处置能力下降,药物代谢减慢,药效降低或毒性增加。当患者有严重肝功能障碍时,禁用许多药物如尿激酶、重组组织型纤溶酶原激活物、巴曲酶、降纤酶、氯吡格雷、华法林、尼莫地平等。当患者有严重肾功能障碍时,禁用许多药物如尿激酶、重组组织型纤溶酶原激活物、巴曲酶、降纤酶、低分子肝素、甘露醇、羟乙基淀粉、依达拉奉等。因此,肝肾功能不全患者用药应注意:①合理选药,避免选用有肝肾毒性的药物或与有肝肾毒性的药物合用;②初始剂量宜小剂量开始,治疗方案个体化;③定期检测肝肾功能,以便及时调整给药方案。

🐾 用药案例解析

案·例·1

病史:患者,男性,60岁。高血压病史10年余,服用降压药物,血压控制尚可,空腹血糖受损,未服药治疗。虽然患者即将退休,但是因单位工作需要,仍战斗在一线。1个月前,患者因赶工作任务,接连熬夜。某天晚上,患者自觉头昏、视物模糊,以为是由这几天睡眠不好造成的,便没放在心上。第二天头昏加重,肢体无力,心慌出汗,自量血压为180/100毫米汞柱,立即服药后,血压很快降为130/70毫米汞柱,以为"药到病除",太过劳累,只要好好睡一觉就没事了。但第三天上午患者头晕加重,走路不稳,右手握物无力。家人要求去医院诊治,但患者认为工作尚未完成,坚持要求自服一些降压药、活血化瘀药物后再观察,如果效果不好,再去医院。但很快,患者病情恶化,出现意识障碍。家人立即送至医院,诊断为脑血栓形成。患者经救治清醒,但留下偏瘫后遗症。

解析: 脑血管疾病早期治疗要争分夺秒,越早治疗,并发症发生率和后遗症严重程度就越低。溶栓治疗的有效性依赖治疗时间,公认的最佳治疗时间是"黄金4.5小时",治疗越早效果越好。如果超过6小时甚至更晚,神经元缺血坏死,不能进行溶栓治疗,可能会造成终身瘫痪,所以说"时间就是大脑"。患者发生不幸的原因有两点:①该患者发病后,未能及时识别脑血管疾病早期发病信号;②以为"服用一些降压药、活血化瘀的药物"就"药到病除",服药后效果不好才去医院,从而延误治疗的最佳时间,错过抢救急性脑梗死的"黄金治疗时间窗"。

案·例·2

病史: 患者,男性,65岁。超市店主,诊断为短暂性脑缺血发作,高脂血症;高血压病史10余年,血压波动在(100~120)/(150~180)毫米汞柱。经抗血小板、降压、降脂、改善循环等治疗后,患者症状缓解出院。医师曾叮嘱需长期服药,如阿司匹林肠溶片和降脂、降压药等,以将血压维持在较稳定的水平。治疗一段时间后,患者自觉良好,无不适,又因店里生意较忙,生活不规律,常常忘记服药或自行减量。一年之后某天早晨,患者突发右手握物无力,右脚麻木,神志不清。家人立即送至医院,诊断为脑梗死。

解析:脑血管疾病的二级预防是指再次脑血管疾病发病的预防。该患者诊断为短暂性脑缺血发作,应积极干预可调控因素,如控制血压、调脂、抗血小板治疗等,从而预防脑血管疾病的再次发作。但该患者服药依从性差,未按照医嘱坚持按时按量用药、血压波动较大、生活无规律,这些均不利于脑血管疾病再发的预防,从而导致再次发病,病情加重。

案·例·3

病史:患者,女性,78岁。退休工人,诊断为2型糖尿病,有高血压病史10年,冠心病病史2年。在得知患者2型糖尿病诊断后,其女儿更加紧张。患者女儿听朋友们说高血压、高血糖患者易导致脑卒中,有高危险因素的患者认为血压和血糖要降更低才能预防脑卒中,因此更加严格监控患者血压、血糖及饮食。某日去医院检测糖化血红蛋白7.5%,空腹血糖为8.5毫摩尔/升,其女儿认为效果不好,在原来降糖药物剂量基础上加1粒服用,严格控制饮食,自测空腹血糖7.0毫摩尔/升,比较满意,遂按上述方法给药。一周后,患者自觉头晕、心慌不适,跌倒在地。家人立即送至医院,经一番检查救治后好转,入院血糖3.0毫摩尔/升,诊断为低血糖反应。

解析：控制血压、血糖能减缓相关动脉粥样硬化的发展，降低心脑血管事件的发生风险，但血压、血糖并非越低越好。血压血糖控制目标应个体化，对于老年人，血压应降至150/90毫米汞柱以下，如能耐受可进一步降至140/90毫米汞柱以下；血糖控制要警惕低血糖事件带来的危害。该患者家属治病心切，认为血压、血糖控制越低越好，随意加大降糖药物剂量，造成低血糖反应。

案·例·4

病史：患者，男性，68岁。诊断为脑血栓形成，经治疗好转后出院，出院带药为阿司匹林肠溶片、辛伐他汀片等。患者认为长期吃西药伤肝伤肾，定期去医院抽血检查太麻烦，在亲戚和朋友那里打听到服用某某保健品对治疗脑血栓疗效好，无副作用，很多患者服用后得以康复，便深信不疑。患者遂自行购买多种保健品服用，感觉良好，将药物停用。半年后，吴某因脑血管疾病再次入院。

解析：有些保健品可以增强机体功能，但仅仅依靠保健品预防脑血管疾病是错误的。市场上出售的大量保健品均缺少明确预防和治疗脑血管疾病的循证医学依据，不能代替抗血小板作用的阿司匹林和有降脂、抗炎、抗氧化作用的他汀类药物；同时，一些不明成分的保健品危害更大，不仅不能达到脑血管疾病的防治，还有不明确的副作用。防治脑血管疾病，应以健康的生活方式、合理的药物治疗为基础，辅以适当保健品。患者可根据自己的经济实力购买适合的保健品，千万不可完全迷信卖家夸大的宣传。

温 馨 提 示

（1）脑血管疾病早期治疗要争分夺秒,牢记"时间就是大脑"。

（2）脑血管疾病患者应按医嘱服药,不可随意停药或减量,否则会导致疾病的加重或复发。

（3）防治脑血管疾病,血压、血糖不是越低越好,控制血压、血糖目标值应个体化。

（4）防治脑血管疾病仅依靠保健品不可取,保健品不能代替药物治疗。

——用 药 常 见 问 题 解 析——

Q1 都说脑梗死患者要控制血压,为何突发脑梗死入院时,血压高,医师反而停用了降压药呢?

答: 降压治疗对于脑梗死患者很重要,但在脑梗死发病急性期,多种原因可导致血压升高。急性期血压升高主要是维持脑梗死后脑血管灌注使其不致下降,在一定程度上对局部脑缺血有利。如果此时服用降压药迅速降压,会使脑血管血流量不足,加重脑组织缺血,反而会使病情恶化。开始住院时,虽然不服用降压药,但医务人员仍严密监测血压,对缺血性卒中患者,当收缩压大于180毫米汞柱、舒张压大于105毫米汞柱时,考虑静脉给药降压,不建议早期过度降压治疗。有高血压病史患者,在病情稳定情况下,脑卒中24小时后,在医师指导下,可恢复降压药物治疗。

Q2 蛛网膜下腔出血患者应用尼莫地平有什么作用？

答： 脑血管痉挛是蛛网膜下腔出血常见和严重的并发症，可引起严重的局部组织缺血和迟发性缺血性脑损害，是致死致残的主要原因。钙离子拮抗剂尼莫地平对防治脑血管痉挛疗效最好，其他钙离子拮抗剂疗效不确定。尼莫地平可通过血脑屏障，选择作用于脑血管，抑制血管平滑肌收缩，减少细胞外钙离子进入神经细胞内从而减少神经功能损害，显著降低脑血管痉挛的发生。

Q3 阿司匹林有抗血小板作用，一天1片（100毫克），为增强效果，一天可多服用几片吗？

答： 在缺血性卒中发病后，不符合溶栓条件又无禁忌的情况下，给予阿司匹林一天150～300毫克为负荷剂量，急性期后预防剂量为一天75～150毫克，增加剂量不能增加抗血小板作用，反而会增加不良反应。因此，不可以多服。

Q4 阿司匹林肠溶片可以掰开或嚼碎服用吗？

答： 从药学专业角度来说，不主张肠溶片掰开或嚼碎服用，但在急性缺血性脑卒中早期治疗中，需给予阿司匹林肠溶片150～300毫克的负荷剂量，为使药物迅速吸收，需要嚼碎。急性期后，给予阿司匹林肠溶片75～150毫克继续治疗时，无须嚼碎。

Q5 阿司匹林等抗血小板药物可导致出血吗？脑卒中患者出院后可以停用吗？

答： 阿司匹林可增加消化道反应和导致出血，但发生率很低，同时可以采取预防措施进一步降低不良反应；相比脑卒中再发的风险,获得的益处远大于风险,因此阿司匹林是心脑血管疾病治疗的基石,广泛用于一级和二级预防。对于有适应证的患者,应坚持长期使用,同时采取措施以避免出血等情况发生。

Q6 阿司匹林等抗血小板药物可导致消化道溃疡,如何预防?

答: 抗血小板药所致的消化系统并发症风险事先预防要优于事后补救。在使用此类药物过程中,注意以下几点:①不要随意加大剂量,建议使用小剂量阿司匹林,75～100毫克/天为最佳风险效益比剂量。②若长期使用,做好日常观察,观察有无出血情况,胃肠道是否有不适、疼痛等,如出现应及时就诊。③长期使用时定期检测血常规、大便潜血等。④对消化道溃疡出血高危患者,推荐采用阿司匹林联合胃黏膜保护剂和质子泵抑制剂。⑤有消化道溃疡或出血史有禁忌者,不要使用。⑥因其他疾病就诊时,应告诉医务人员自己正在服用抗血小板药,从而避免与其他药物合用导致不良反应。⑦与其他非甾体抗炎药、华法林、银杏制剂、丹参等合用会增加出血风险,应在医师或药师指导下进行。

Q7 长期服用氯吡格雷需要注意哪些事项?

答: 服用氯吡格雷期间要注意:

(1)观察有无出血,氯吡格雷和阿司匹林相比,胃肠道出血的相对危险度降低,但仍要密切关注胃肠道及其他部位出血症状,如果发现紫癜、瘀血、血尿、鼻出血、眼出血、便血、黑便和柏油样便等,应暂停用药并及时就诊。

(2)定期检测血常规的变化和大便潜血情况。如果出现白细胞减少或血小板减少,请立即就医。

(3)氯吡格雷经肝酶CYP2C19代谢,避免与CYP2C19抑制剂如奥美拉唑合用。

(4)因其他疾病就诊时应告诉医务人员自己正在服用抗血小板药,从而避免与其他药物合用导致不良反应。

(5)与其他非甾体抗炎药、华法林、银杏制剂、丹参等合用增加出血风险,应在医师或药师指导下进行。

Q8 何谓氯吡格雷抵抗? 出现氯吡格雷抵抗时应如何应对?

答: 氯吡格雷抵抗是指部分患者服用氯吡格雷后,血小板未能得到充分抑制,仍有导致血栓形成等心血管不良事件的发生。氯吡格雷抵抗的发生机制尚不完全清楚,包括某些患者依从性差、氯吡格雷的生物利用度低、使用剂量过低、药物相互作用使氯吡格雷的代谢减慢等,也包括基因的多态性、血小板激活途径的变异,导致血小板高反应性等。出现氯吡格雷抵抗后,在医师指导下,可以选择增加氯吡格雷服用剂量、联用其他抗血小板药物或换用新型抗血小板药物等方法进行改善。

Q9 服用抗血小板药的患者在进行手术前需要停药吗? 需要停药多少时间?

答: 服用抗血小板药的患者在进行创伤性诊疗时是否停用抗血小板药及停药多长时间需要根据具体情况决定。需要考虑:①停药对血栓性疾病的影响;②不停药对实施手术的出血风险;③药物的作用机制、强度及作用持续时间等;④拔牙时,原则上不应停用抗血小板药;⑤白内障手术,因角膜和晶状体中没有血管,通常该手术不出血,不建议停药;⑥其他体表小手术,如可压迫止血,则多数情况下没有必要停用抗血小板药;⑦单纯行内镜检查则没有必要停药,但行内镜活检或切除时必须停用抗血小板药;⑧行大手术时,术前7天停用阿司匹林,术前5天停用氯吡格雷。以上情况仅供参考,具体情况还要医务人员进行风险评估决定。

Q10 为何有些脑卒中患者不是长期服用抗血小板药物,而是服用抗凝药物?

答: 非心源性脑卒中患者服用抗血小板药物(如阿司匹林或氯吡格雷)优于口服抗凝药物(华法林)。但对于缺血性脑卒中合并心房颤动患者需要进行风险评估,对高危患者用华法林抗凝治疗。另外,缺血性脑卒中合并风湿性心脏瓣膜病患者已在规范口服抗凝药物,因此不建议在抗凝基础上加抗血小板治疗。

Q11 服用华法林主要检查指标是什么?多长时间去检查?

答: 华法林的有效性和安全性同其抗凝效应密切相关,而剂量-效应关系在不同个体中有很大差异。因此,必须密切监测防止过量或剂量不足。华法林抗凝强度的评价采用INR。华法林最佳的抗凝强度为INR为2.0～3.0,此时出血和血栓栓塞的危险均最低。在住院期间,患者口服华法林2～3天后开始每天或隔日监测INR,直到INR达到治疗目标。此后,根据INR结果的稳定性数天至1周监测1次,根据情况可延长。出院后可每4周监测1次。服用华法林INR稳定的患者最长可以3个月监测1次INR。如果需调整剂量,应提高监测频率直到剂量再次稳定。

Q12 服用华法林的患者要注意哪些事项？

答：①华法林应每天固定时间服药，饭前饭后均可，不要漏服，如果忘记服药，在4小时之内立即补上，超过4小时就不用补服了，第2天继续正常用药，不能因为忘记服药而在第2天加倍用药。服用时不能自主随意停药，也不能随意增减剂量。②服药期间定期抽血化验INR。开始服药时每周1次，平稳后每2周1次，而后1个月1次，逐渐延长时间间隔，但间隔时间不超过3个月。③服药期间注意观察有无出血倾向，应严密观察口腔黏膜、牙龈、鼻腔、皮下出血情况。若发生轻度出血，出血不易凝固时，应及时就医，进行进一步检查。④服药期间再次就诊、需要手术、拔牙或增服其他药物时须告知医师你正在服用华法林。⑤服药期间注意饮食均衡，酸奶酪、蛋黄、绿叶蔬菜等维生素K含量较高的食物不应摄入过多。

Q13 因脑卒中入院，输注甘露醇等一些药物时，护士为何吩咐家属不能随意调节滴速？

答：静脉输液是脑卒中急性期药物治疗最重要的给药途径，在输注某些药物时，恰当的滴速才能达到最佳药效和降低不良反应。①颅内压升高患者，甘露醇一般在30分钟内滴注完毕。甘露醇静脉滴注，必须快速才能达到所需渗透压梯度，发挥脱水降颅内压作用。②甘油果糖要控制输液速度，一般在1～1.5小时滴注完毕，输液过快可致溶血。③依达拉奉具有强还原性，应在30分钟内滴完。因此，在输注以上输液时不能随意调整滴速。

Q14　脑血管疾病患者服用尼莫地平片时应注意什么？

答： 服用尼莫地平片时应注意以下几项。

（1）正确服用：需整片吞服药物，服药时间与饭时无关。尼莫地平对光照不稳定，由于药物有避光层保护，不能研碎服用。鼻饲的脑血管疾病患者需用此药时，需将药物研碎后立即服用，不要研碎后放置。

（2）监测血压：尼莫地平有降压作用，用药期间应监测血压，避免低血压；使用本药可出现头晕，用药期间不宜驾车或从事登高等危险活动及使用机械等精密活动。

（3）注意药物相互作用：尼莫地平与抗癫痫药、红霉素、酮康唑、西咪替丁等药物有相互作用，尽量不要同服，如必须联用，需在医师或药师指导下进行。

（4）储存条件：尼莫地平见光容易分解失效，最好使用药物原包装保存，将药物保存在25℃以下，并避免日光直射药物。

（5）饮食：用药期间不要饮用西柚汁，因为西柚汁可增加血液中尼莫地平的含量，增强其致血压下降的副作用。

Q15　合并高血压病的脑血管疾病患者，用药降血压降得越低效果越好吗？

答： 高血压病和脑血管疾病有着很密切的联系。血压的管理对于脑血管疾病的发生、发展及预后起着至关重要的作用。高血压是引起缺血性和出血性脑卒中的主要危险因素，血压控制的达标值应根据个体情况而定，但不是越低越好。合并高血压病的脑血管疾病患者在降压治疗时要注意：①积极平稳地控制过高的血压，降压药从小剂量开始，防止过低、过快地降血压，用长效降血压药物为佳；②降血压过程中，注意保护重要器官（心、脑、肾）的灌注；③要监测血压，不能只服药，忽视对血压的监测；④降压治疗要个体化。

Q16 为什么有些血脂在正常范围的脑血管疾病患者也要口服他汀类降脂药？

答： 他汀类药物除了具有较强的降脂作用之外，还具有多效性。他汀类药物尚有稳定动脉粥样硬化斑块、抗炎、改善血管内皮功能、调节血小板功能、抑制血栓形成等作用。目前，化验单提供的血脂范围是一般人群的参考范围。不同人群尤其是有高血压、心脑血管疾病具有高风险因素患者，需要一个更低的标准。非心源性缺血性卒中/短暂性脑缺血发作患者，长期使用他汀类药物可以预防缺血性卒中/短暂性脑缺血发作的复发。

Q17 使用他汀类后出现肝酶或肌酶升高时应如何处理？

答： 他汀类药物在各类人群的临床应用已近20年，大量的证据表明，长期使用他汀类药物总体上是安全的。如果监测指标持续异常并排除其他影响因素，肝酶（谷丙转氨酶和谷草转氨酶）超过3倍正常上限，肌酶（肌酸激酶）超过5倍正常上限或出现指标异常相应的临床表现，应及时减药或停药观察。如果肝酶升高与剂量有关，应在医师的指导下做剂量调整。肝酶正常后考虑重新服用他汀或其他调脂药物。老年患者或合并严重脏器功能不全的患者，初始剂量不宜过大，服药过程中需严密监测。

Q18 为什么他汀类药物宜在晚上服用？

答： 他汀类药物降低血浆胆固醇水平是通过抑制肝脏内β-羟基-β-甲戊二酸单酰辅酶A（HMG-CoA）还原酶及胆固醇合成而发挥作用的。HMG-CoA还原酶和胆固醇合成具有时间节律性，正午最低，午夜最高，所以为了取得更好药效，建议他汀类药物晚上服用。但阿托伐他汀和瑞舒伐他汀药物半衰期较长，在一天内任何时间服用效果无差异。

Q19 提前或定期输液可以预防脑血管疾病吗？

答： 脑血管疾病预防很重要。一些患者认为输注一些活血化瘀、抗血小板聚集、营养神经的药物可起到预防作用。从某种理论上讲可以起到一些作用，但作为预防措施，缺少循证医学的证据。输液也是有创治疗，会增加很多风险，如过敏反应、空气栓塞、医源性感染、静脉炎、发热等。脑血管疾病的预防需要长期或终生用药，输液仅能发挥短暂作用，同时使用也有风险，因此，不能作为预防脑血管疾病的措施。

Q20 市场上有多种治疗脑血管疾病的中药制剂，可自行挑选一些使用吗？

答： 中药制剂在预防脑血管疾病及脑血管疾病后遗症方面有良好的效果。近年来，市场上出现多种治疗脑血管疾病的中药制剂，但患者不能自行轻易挑选使用。中医药治疗疾病讲究辨证施治。脑卒中属于本虚标实证，在不同时期证型亦不相同。这些并非患者所能辨别。有些患者治病心切，在不清楚自己证型，也不熟悉药物的情况下，随意挑选中药制剂使用，从而延误病情甚至加重病情。因此，应在中医师的指导下，根据病情和体质，选用适宜的中药制剂，才能发挥疗效。

Q21 脑血管疾病患者使用活血化瘀类中药注射剂应注意什么？

答： 脑血管疾病患者使用活血化瘀类中药注射剂应注意：①脑出血急性期或有出血倾向患者禁用，妊娠期妇女禁用，对药品成分过敏者禁用。②活血化瘀类中药注射剂与抗血小板药或抗凝药合用会增加出血风险，应严密监测。③中药注射剂成分复杂，宜单独使用，使用前后应冲洗输液管道或更换输液皮条。④使用过程加强监护，如发生过敏反应，应及时救治。

Q22 脑出血后可以使用活血化瘀中药治疗吗？

答： ①关于脑出血后能否用活血化瘀药物尚存在争议。有些学者认为由于急性脑出血早期血肿有扩大或再出血的可能，因此主张慎用活血化瘀中药治疗。中医学认为，离经之血即为瘀血。因此，脑出血以活血化瘀法治疗应属正治。近年来的研究发现，活血化瘀药物对凝血机制具有双向调节作用。脑出血的治疗宜活血化瘀，改善血肿周围组织微循环，促进血肿吸收和侧支循环的建立，从而促进功能康复。②何时启用尚无统一标准。有学者建议脑出血后，无活动性出血或早期再出血，只要血压稳定，无明显凝血机制障碍，48小时后就可以进行活血化瘀治疗。也有些学者认为，过了急性期才可使用。总之，脑出血患者一定要在有经验的医师指导下使用活血化瘀药物，切莫盲目自行加用。

Q23　脑血管疾病患者经常需要服用西药和中成药,可以一起服用吗?

答:　脑血管疾病治疗多采用中成药和西药联合使用。中成药与西药之间也存在相互作用。中成药成分复杂,和西药的相互作用结果难以阐明。为了避免不良药物相互作用,建议西药与中成药至少间隔1小时先后服用,这样可避免中成药和西药同服时在胃肠产生理化反应。

Q24　脑血管疾病患者感冒发热时使用西药抗感冒药应注意什么?

答:　西药抗感冒药大致含有以下几种化学药物成分:①退热的解热镇痛药,如对乙酰氨基酚;②消除鼻黏膜充血水肿的毛细血管收缩药,如盐酸麻黄碱、盐酸伪麻黄碱等;③减轻喷嚏、流涕的抗过敏药,如马来酸氯苯那敏等;④镇咳药,如右美沙芬等。市场上出售的西药抗感冒药都是其中3种或4种药物成分混合在一起的复合制剂,只是组合的成分略有区别。使用时应注意:①多饮水,因为解热镇痛药退热过程中使患者大量出汗,造成血液黏稠,易诱发脑梗死,应及时补充水分。②严密监测血压,具有毛细管收缩作用的麻黄碱和伪麻黄碱有升高血压的作用,影响脑血管患者血压控制。③药物相互作用,许多脑血管疾病患者需长期服用抗血小板药物阿司匹林。退热药对乙酰氨基酚、布洛芬属于非甾抗炎药,与阿司匹林合用会增加消化道反应。

Q25　为什么脑血管疾病患者在服药期间应避免饮用西柚汁?

答:　西柚汁和西柚作为日常健康饮食,富含多种维生素。脑血管疾病患者合并多种疾病,需服用多种药物时,饮用西柚汁或吃西柚则不是好的选择。西柚汁或西柚可抑制肝脏代谢酶P450系统。很多药物如降压的钙通道阻滞剂硝苯地平，降胆固醇的他汀类药物，在体内经肝酶分解代谢。西柚汁可抑制酶作用，导致药物在体内蓄积，作用增强且易致不良反应。

汪永忠　李　颖

疾病二 癫 痫

疾 病 概 述

🐾 概述

　　癫痫（epilepsy）是一种由多种原因引起的脑部神经元高度同步化异常放电所致的临床综合征，其临床表现具有发作性、短暂性、重复性和刻板性的特点。癫痫是神经系统疾病中仅次于脑卒中的第二大常见疾病，在任何年龄、地区和种族的人群中都有可能发病，尤以儿童和青少年发病率较高。近年来，随着我国人口老龄化进程的加剧，老年人群中癫痫的发病率呈上升趋势。据世界卫生组织（WHO）统计，目前全球约有5 000万癫痫患者，年发病率为50/100 000 ～ 70/100 000，患病率约为5‰。我国目前癫痫患者人数为900万以上，每年新发患者65万～ 70万。癫痫对个人、家庭和社会均带来严重的负面影响，世界卫生组织已将癫痫列为重点防治的神经、精神疾病之一。

🐾 分类

　　按有无明确病因可将癫痫分为原发性癫痫和继发性癫痫两大

类。原发性癫痫又称特发性或隐源性癫痫,其病因不明,多在儿童期或青春期(5～20岁)起病。继发性癫痫又称症状性癫痫或获得性癫痫,由各种明确的中枢神经系统结构损伤或功能异常所致,占癫痫的大多数,可发生于各个年龄段。

🍎 发病原因

癫痫发病原因非常复杂,尚未完全明确,主要可能与以下因素有关:①遗传因素,家系调查结果显示,原发性癫痫近亲中患病率为2%～6%,明显高于一般人群的0.5%～1%。②脑部疾病,颅内感染、脑先天性疾病、脑血管疾病、颅内肿瘤、中毒性脑病、脑外伤等。

🍎 临床表现

癫痫的发作形式多种多样,有的患者只有一种发作形式,而有的可以有一种以上的发作形式,不同的癫痫发作其临床表现也有很大不同。

1. 部分性发作

(1)单纯部分性发作:时程一般较短,持续数秒至数分钟,发作起始与结束均较突然,无意识障碍,表现为身体某一局部发生不自主抽动、一侧肢体麻木感和针刺感、记忆障碍、情感障碍、错觉、幻觉等。

(2)复杂部分性发作:以意识障碍与精神症状为突出表现,患者在发作时突然进行一些无意识的动作,如咂嘴、舔舌、流涎、抚摸衣扣或身体某个部位,或者机械地继续其发作前正在进行的活动,如行走、骑车,有的还会表现出无理吵闹、突然外出、爬墙跳楼等,每次发作持续数分钟或更长时间后,神志逐渐清醒,清醒后对发作经过无记忆。

（3）部分性发作继发全面性发作：部分性发作都可转为全身性发作，患者意识丧失、全面性强直-阵挛发作。

2. 全面性发作

（1）全面性强直-阵挛发作：以往习称大发作，是最常见的发作类型之一，主要特征是意识丧失和全身对称性抽搐。发作时患者突然意识丧失、跌倒在地、全身肌肉强直性收缩、喉部痉挛、发出叫声，持续10～20秒后，在肢端出现细微的震颤，随着震颤幅度增大并延及全身成为间歇性痉挛，持续30～60秒，最后一次强烈阵挛后，抽搐突然终止，所有肌肉松弛。自发作开始到意识恢复历时5～15分钟，清醒后常感到头昏、头痛、全身乏力，对抽搐全无记忆，不少患者发作后进入昏睡。

（2）强直性发作：表现为突然发生的肢体或躯干强直收缩，时间较全面性强直-阵挛发作短，持续数秒钟至数十秒钟。

（3）肌阵挛发作：见于任何年龄，呈突然短暂、快速地某一肌肉或肌肉群收缩，表现为身体一部分或全身肌肉突然、短暂地单次或重复跳动。

（4）失神发作：分典型失神发作和不典型失神发作两类。典型失神发作通常称小发作，常见于5～14岁儿童，表现为意识短暂丧失，但无惊厥，也不会跌倒，有时眼睑、口角或上肢出现不易觉察的颤动，无先兆和局部症状，一般持续3～15秒，事后对发作全无记忆，发作终止立即清醒；不典型失神发作时意识障碍发生及休止缓慢，常伴肌张力降低，偶有肌痉挛。

（5）失张力性发作：表现为部分或全身肌肉张力的突然丧失而跌倒，但不发生肌肉的强直性收缩，持续数秒至1分钟，并很快恢复正常，可有短暂意识丧失。

3. 癫痫持续状态   癫痫连续发作之间意识尚未完全恢复又频繁再发，总时间超过30分钟，或癫痫发作持续30分钟以上未自行停止。患者始终处于昏迷状态，随反复发作而间歇期越来越短，体温升高、昏迷加深，如不及时采取紧急措施终止发作，患者将因衰竭而死亡。

🍎 治疗选择

1. 药物治疗   癫痫的治疗目前仍以药物治疗为主要手段，80%的癫痫患者通过药物治疗可有效控制病情。在没有诱因情况下半年内出现2次癫痫发作的患者，必须给予正规抗癫痫药物治疗。癫痫治疗药物的选择主要取决于发作类型。全面性强直-阵挛发作首选药物为苯妥英钠、卡马西平，其次为丙戊酸钠、拉莫三嗪、奥卡西平；失神发作首选乙琥胺或丙戊酸钠，其次为氯硝西泮；单纯部分性发作首选卡马西平，其次为苯妥英钠、奥卡西平、苯巴比妥；儿童肌阵挛发作首选丙戊酸钠，其次为乙琥胺或氯硝西泮。

2. 神经外科手术治疗   主要适用于以下患者：①患病时间较长，并经正规抗癫痫药治疗2年以上无效或痫性发作严重而频繁的难治性癫痫患者；②癫痫灶不在脑的主要功能区，手术易于到达，术后不会造成严重残疾者；③脑器质性病变所致的癫痫，可经手术切除病变者。

🍎 预后

原发性癫痫得到控制的机会较大，无明显脑功能损伤的全面性强直-阵挛发作及外伤性癫痫预后较好；有器质性脑损伤或神经系统体征的全面性强直-阵挛发作预后较差；发病重、病程长、发作频繁者预后差。

药物治疗

🐛 治疗目标

癫痫的治疗目标为控制癫痫发作或最大限度地减少发作次数,使患者保持或恢复原有的生理、心理和社会功能状态。

🐛 常用药物

治疗癫痫的常用药物见表2。

🐛 联合用药注意事项

目前认为,癫痫的治疗以单药为首选,不仅疗效可靠,而且便于观察药物不良反应,还可减少慢性中毒。当单一用药治疗增量后效果不满意或对于有多种发作形式及确诊为难治性癫痫的患者时需联合用药。一般限于两种药物联合应用,最好不超过三种药物。联合用药时应注意避免使用两种化学结构类同、药理作用相同的药物如苯巴比妥和扑米酮、氯硝西泮和地西泮等及副作用相似且均可引起肝损伤的药物如苯妥英钠和丙戊酸钠等。

🐛 特殊人群用药指导

1. 儿童患者用药指导　　若患者已确诊为儿童癫痫病,且已发作多次,应立即开始治疗,以免发生惊厥性脑损伤。患者若没有发生明显器质性脑疾病,一时又找不到发病原因,首次发作并不严重时可暂不服药,但必须密切观察,若再有反复发作,则应及时就

表2 治疗癫痫的常用药物

常用药物	主要作用	禁忌证	服用时间	不良反应	储存条件
丙戊酸钠	主要用于单纯或复杂失神发作、肌阵挛发作、全面性强直-阵挛发作的单药或合并用药治疗；对复杂部分性发作也有一定疗效	①有药源性黄疸史或家族史者，有明显肝功能损害者，有血质性危禁用；②有血液病、肝病史、肾功能损害者、器质性脑病时慎用	餐后及睡前服用	①常见不良反应为腹泻、消化不良、恶心、呕吐、胃肠道痉挛、月经周期改变；②较少见的脱发，便秘、嗜睡、眩晕、疲乏、头痛、共济失调，轻微震颤、异常兴奋、不安和烦躁等	密封，在干燥处保存
卡马西平	用于复杂部分性发作、全面性强直-阵挛发作、上述两种混合性发作或其他部分性或全身性发作	有房室传导阻滞、血清铁严重异常、骨髓抑制、严重肝功能不全等病史者禁用	餐后服用	①较常见的不良反应是中枢神经系统的反应，表现为视物模糊、复视、眼球震颤，也可引起水的潴留和低钠血症；②较少见的不良反应有变态反应、Stevens-Johnson综合征或中毒性表皮坏死溶解症	遮光，密封保存
苯巴比妥	主要用于治疗焦虑、失眠（用于睡眠障碍时间短促早醒者）、癫痫及运动障碍，是治疗癫痫全面性强直-阵挛发作的重要药物	严重肺功能不全、肝硬化、有血卟啉病史、贫血、哮喘史、未控制的糖尿病、过敏史等的患者禁用	分2~3次餐后服用或睡前顿服	最常见的不良反应为镇静，可能引起微妙的情绪变化，出现认知和记忆的缺损，大剂量时可产生眼球震颤，共济失调和严重的呼吸抑制，长期用药偶见叶酸缺乏和低钙血症，长时间使用可发生药物依赖，停药后易发生停药综合征	密封保存
苯妥英钠	主要用于全面性强直-阵挛发作、复杂部分性发作（精神运动性发作、颞叶癫痫）、单纯部分性发作和癫痫持续状态	对乙内酰脲类药有过敏史或阿-斯综合征、Ⅱ~Ⅲ度房室传导阻滞、窦房结传导阻滞、窦性心动过缓等心功能频值者禁用	分2~3次餐后服用或睡前顿服	常见不良反应为牙龈增生，儿童发生率高。长期服用可能引起恶心、呕吐甚至胃炎。神经系统不良反应与剂量相关，共济失调、头痛，严重时可引起眼球震颤，语言不清和意识模糊，调整剂量或停药可消失。影响造血系统，致粒细胞减少或血小板减少，常见巨幼红细胞性贫血	遮光，密封保存

续表

常用药物	主要作用	禁忌证	服用时间	不良反应	储存条件
奥卡西平	用于原发性全面性强直-阵挛发作和部分性发作伴有或不伴有继发性全面发作也可作为难治性癫痫的辅助治疗	已知对该药任何成分过敏的患者和房室传导阻滞者禁用	空腹或随餐服用	常见不良反应为嗜睡、头痛、头晕、复视、胃肠功能障碍、皮疹、共济失调、眼球震颤、易激惹等	30℃以下密封保存
加巴喷丁	①部分性癫痫发作和继发全面性强直-阵挛性发作(12岁以上);②小剂量有镇静作用,可改善精神运动功能;③对常规治疗无效的某些部分性癫痫发作可用作辅助治疗;④可用于部分性癫痫发作全身性发作	已知对该药中任何成分过敏的人群,急性胰腺炎的患者禁用	餐后及睡前服用	常见不良反应为嗜睡、头晕、共济失调、疲劳;药物过量可出现严重腹泻、复视、头昏、嗜睡、口齿不清甚至死亡	密闭,避免高温保存
拉莫三嗪	主要用于其他抗癫痫药不能控制的部分性和全身性癫痫的发作的辅助治疗	已知对拉莫三嗪和该药中任何成分过敏的患者禁用	餐后服用	常见不良反应为头痛、头晕、嗜睡、视物模糊、复视、共济失调、皮疹、恶心、呕吐等	密闭,干燥处保存
托吡酯	①用于初诊为癫痫的患者的单药治疗或曾经合并用药现转为单药治疗的癫痫患者;②用于成人及2～16岁儿童部分性癫痫发作的加用治疗	已知对该药过敏者禁用	空腹或餐后服用均可	主要不良反应包括头晕、嗜睡、疲劳、复视、眼震、情绪不稳、抑郁、共济失调、注意力障碍、意识模糊、食欲减退、失语、意识模糊。该药不良反应的发生与用药剂量无关	避光、干燥室温密闭保存

医，在医师的指导下根据不同发作类型选用正确的药物。儿童癫痫一般以单药治疗为主，治疗时先从一种药物开始，对顽固、难控制的发作可使用两种以上药物。服药剂量应从小剂量开始，必要时逐渐加量，直到发作完全控制。

2. 老年患者用药指导　　老年癫痫患者常伴随多种疾病如脑血管疾病、变性病、中毒和代谢性脑病等，除抗癫痫药物外常需服用多种其他药物，因此老年患者应尽可能选择无或较少引起药物间相互作用的抗癫痫药物，如拉莫三嗪、左乙拉西坦等。老年患者对抗癫痫药物的敏感性增加、肾小球滤过率下降，药物在体内存留的时间更长，采用低于平均的剂量也会收到很好的疗效，同时需要选择尽可能不通过肾脏滤过的药物。老年癫痫患者服用有酶诱导作用的药物如丙戊酸钠时易发生骨质疏松症，在治疗期间，最好定期进行骨密度监测。

3. 女性患者用药指导　　癫痫患者中近一半为女性，女性患者使用抗癫痫药物时应充分考虑癫痫发作特点及长期使用抗癫痫药物对女性患者及其子女可能造成的影响。

（1）育龄期女性患者用药指导：具有酶诱导作用的抗癫痫药和避孕药之间的相互作用已被证实，因此育龄期女性患者使用具有酶诱导作用的抗癫痫药时，建议增加口服避孕药的剂量或采取其他避孕方法。乙琥胺、丙戊酸钠、加巴喷丁、拉莫三嗪、左乙拉西坦等与口服避孕药无相互作用，接受这些抗癫痫药治疗的患者避孕药剂量可不变。

（2）妊娠期妇女用药指导：女性患者最好是在癫痫已获控制，2～5年无发作或发作极少，停药后再考虑受孕。仍需服药的患者应在医师的指导下，选用单一药物低剂量治疗，尽量避免多药联用，最好每天分3～4次服用或使用控释片，以避免血药浓度过高。尽量避免使用苯妥英钠、丙戊酸钠等致畸性较高的药物,尤其是妊娠前3个月,抗癫痫药物的致畸作用尤为突出,建议每天服用叶酸以减少胎儿畸形的发生,最后1个月可口服维生素K以预防新生儿颅内出血。

(3)哺乳期妇女用药指导:几乎所有的抗癫痫药物均能分泌入乳汁,因此哺乳期妇女应在医师的指导下服用可控制发作的抗癫痫药物的最小剂量,同时选择母乳通过率较低的药物,如拉莫三嗪、奥卡西平等;并避免在血药浓度达到峰值的时间段哺乳,以最大程度地减少对婴儿的影响。

用药案例解析

案·例·1

病史:患者,男性,16岁。住院诊断为青少年肌阵挛性癫痫,出院带药予口服丙戊酸钠片治疗,用药2周后,患者仍偶有发作。患者家属遂自行加量,并前往其他医院求诊。现患者同时服用不同医师开具的多种抗癫痫药,其癫痫发作仍未见明显好转。

解析:癫痫属于慢性神经系统疾病,其药物治疗需要一个很长的时间周期,在用药过程中出现发作并不表示没有治疗效果,而是要从总体上看药物治疗期间发作的频度或发作的表现形式是否出现了变化。患者一定要在专科医师的指导下服用药物,绝不可擅自增加药物剂量或联合应用第二种、第三种甚至更多的药物进行治疗。同时,应用两种或两种以上的抗癫痫药可能在药物代谢动力学和药效学的各个阶段发生药物相互作用,影响药物的疗效。所以,癫痫治疗通常以单一用药为主,必要时才进行两种药物的联合应用。不正规的药物治疗不仅会延误病情,还会增加患者的用药风险,造成不良后果。

案·例·2

病史：患者,女性,25岁。诊断为进行性肌阵挛性癫痫,规律服用抗癫痫药3年,近半年来,患者无临床发作,脑电图检查正常,自认为已经"治愈",便自行停药,不久之后,该患者癫痫再次发作。

解析：抗癫痫药物减量、停药的原则是经过正规的药物治疗,2年以上（时间越长越好）没有癫痫发作,期间复查24小时脑电图显示正常,可在医师指导下,缓慢减量至原有剂量的一半,继续服药半年以上,观察仍然没有癫痫发作、复查24小时脑电图依然正常,方可在医师指导下,继续缓慢减量至停药。若减量过程中或停药后又有癫痫发作,则要重新开始抗癫痫治疗。如果患者因为妊娠或者其他特殊原因想要停药,必须咨询医师,不可随意停药,因为突然停药可能诱导癫痫发作甚至诱发癫痫持续状态危及生命。

案·例·3

病史：患者,男性,68岁。诊断为老年症状性癫痫,曾间断服用苯巴比妥片和奥卡西平片治疗,患者认为这些西药抗癫痫药物"伤肝、伤肾、毒性大",用偏方治疗不仅疗效好且副作用小,遂不再服用医师开具的抗癫痫药物,自行购买中药偏方服用,结果癫痫发作总是控制不好,还越来越频繁。

解析：癫痫患者应接受正规的药物治疗，主要是指：一是要在专科医师的指导下选择药物，定期进行检查，及时调整给药方案，才能保证用药安全；二是要选择正规的治疗药物，即选择国家正式批准生产的抗癫痫药物，而绝非民间传说的能够"包治、根除，没有副作用"的中药偏方。服用中药治疗癫痫一定要在医师的指导下辨证用药，市场上有些所谓的中药偏方，往往被非法添加超剂量的卡马西平、苯妥英钠等西药抗癫痫药物，偷梁换柱以达到治疗效果，服用这样的药物，不但有可能控制不住病情，更有可能导致病情加重甚至引起不可控的副作用，危害患者的生命安全。

温 馨 提 示

（1）癫痫患者应重视严格按医嘱服药，不可随意停药或减量，否则易导致疾病的加重或复发。

（2）服药期间应注意定期检查血常规、肝功能和监测抗癫痫药物的血药浓度，避免药物的不良反应。

（3）应加强患者的心理疏导工作，注意饮食调养及保持规律的生活习惯。

用 药 常 见 问 题 解 析

Q1 服用抗癫痫药物期间为什么要进行血药浓度监测？

答： 血药浓度监测是以药代动力学原理为指导，是指通过测定药物在血液中的浓度，以评价疗效或确定给药方案，使给药方案个体化，提高药物治疗水平，达到临床安全、有效、合理用药。抗癫痫药物治疗中进行血药浓度的监测具有重要意义，通过血药浓度监测来进行药物剂量调整，可不必换药或加用其他药物即达到控制癫痫发作的目的；还可避免药物过量中毒的风险；通过血药浓度监测还可更好地为新生儿、婴幼儿、老年人及妊娠期妇女等特殊人群制订给药方案，可在相对较短的时间内了解药物疗效，摸索给药时间和剂量，制订符合不同患者自身情况的个体化给药方案。

Q2 同时服用两种以上的抗癫痫药物疗效要比只服用一种药物好吗？

答： 对于大多数的癫痫患者来说，在血药浓度监测下正确使用一种抗癫痫药物，即能取得满意的治疗效果，不必联合应用其他抗癫痫药物。多种药物同时服用，其治疗作用并不一定是相加的，当几种药物发生相互作用时，反而有增加药物副作用的风险。因此，如果服用一种药物能有效控制癫痫发作，则不应联合应用两种或两种以上药物，只有当服用一种药物无效时，才可考虑联合用药。

Q3 抗癫痫药物为什么不能随意更换？

答： 癫痫治疗是一个长期的过程，坚持定时定量、正确有序地服用抗癫痫药物是控制癫痫发作的主要措施。一般认为，从癫痫发作得到完全控制开始算起还应继续服药 1 ～ 4 年，方可逐渐减量至停药。坚持服药的时间越长，停药后复发的概率就越低。随意更换药物或突然停药是诱导癫痫发作常见的原因之一。在癫痫治疗过程中，切不可自行更换药物，任何改变都应在医师或药师的指导下进行,以免疾病加重或者复发甚至导致癫痫持续状态的发生。

Q4 服用抗癫痫药物期间患上其他疾病该怎么办? 服用其他药物会对抗癫痫药的疗效有影响吗?

答: 有些患者在进行抗癫痫药物治疗过程中,可能会同时患有一些其他疾病,应及时就诊,在医师的指导下进行相关疾病的治疗。需要注意的是,如果发生发热、腹泻等情况可能会加速药物的排泄,导致原来有效的血药浓度暂时性地降低,此时不但不能随意减少或停止使用抗癫痫药物,往往还需暂时增加一些抗癫痫药物的剂量。另外,在服用治疗其他疾病的药物时,要注意这些药物对抗癫痫药物的吸收、代谢、排泄有无影响,及时检测抗癫痫药物的血药浓度,同时也要注意抗癫痫药物对其他药物的吸收、代谢、血浆蛋白结合及排泄的影响,酌情调整药物剂量。

Q5 妇女在妊娠期间服用抗癫痫药物会对胎儿造成不良影响吗?

答: 影响妊娠期患者胎儿的因素主要有两大方面:一方面是癫痫发作本身,另一方面是抗癫痫药物。不正确地服用抗癫痫药物为致胎儿畸形的主要原因。不仅传统的抗癫痫药如苯妥英钠、苯巴比妥、卡马西平、丙戊酸钠等可致胎儿畸形,新型抗癫痫药如拉莫三嗪、托吡酯、奥卡西平等也有动物实验和病例报告证实有致畸作用。绝大多数服用抗癫痫药物的妊娠期妇女能生育正常的后代,但有研究认为,妊娠期服药妇女后代畸形率为未服药者的3～4倍,特别是妊娠前3个月服药者后代畸形率更高,其致畸作用可能与抗叶酸作用有关。对于服用抗癫痫药物的有生育要求的妇女,在妊娠前应在专科医师的指导下做好计划,加强妊娠前、中、后期各项监测,整个妊娠期要定期随诊,定期监测血药浓度。

Q6 服用抗癫痫药物期间可以哺乳吗?

答: 抗癫痫药物均能分泌入乳汁,婴儿对药物的排泄速度很慢,因此妇女在哺乳期特别是哺乳初期,最好不要服用不良反应较强的抗癫痫药物。哺乳期妇女进行抗癫痫药物治疗时一定要慎重地选择药物。建议哺乳期癫痫患者停止母乳喂养,实行人工喂养,并有计划地与婴儿进行隔离,既保障婴儿不受抗癫痫药物的不良影响,也可避免癫痫发作时给婴儿带来危险。

Q7 儿童长期服用抗癫痫药物是否会导致佝偻病? 可以预防吗?

答: 抗癫痫药物如苯妥英钠、卡马西平等为肝药酶诱导剂,可增强肝细胞微粒体氧化酶系统的活性,促进体内维生素D和25-羟基维生素D加速分解为无活性的代谢产物。因此,儿童长期服用此类抗癫痫药物易导致体内维生素D缺乏,从而出现佝偻病或骨质软化症,可补充维生素D进行预防。

Q8 合并胃溃疡的患者服用抗癫痫药物时应注意什么?

答: 抗癫痫药物与抗酸药之间存在一定的相互作用,含钙、镁、铝等的抗酸药可降低肠道对抗癫痫药物的吸收,影响其疗效。癫痫患者如同时患有胃溃疡,需服用抗酸药时,最好与抗癫痫药物间隔2小时以上服用。

Q9 服用抗癫痫药物是否会对肝脏造成不良影响？应如何预防？

答： 肝脏在药物代谢过程中起重要作用，大多数药物在肝脏内经过生物转化作用获得药理活性和（或）排出体外，药物本身或其代谢产物也可能导致肝脏的损害和病变。易造成肝损害的常用抗癫痫药物有丙戊酸钠、卡马西平、苯妥英钠等。如何预防抗癫痫药物的肝损害十分关键，肝肾功能不佳的患者、新生儿及老年体弱等患者应在医师的指导下慎重选择抗癫痫药物及服药剂量；对于以往曾发生过药物性肝损害的患者，应避免再使用相同或化学结构相似的抗癫痫药物；服药期间应注意定期检测血常规、肝功能等指标。

Q10 服用抗癫痫药物期间能饮酒吗？

答： 酒精可刺激脑神经细胞，影响脑细胞的正常代谢，过量饮酒是诱发癫痫发作的一个独立危险因素。不仅饮酒会促使癫痫发作，长期酗酒的患者一旦开始戒酒时，也会诱导癫痫发作。服用抗癫痫药物期间是不能饮酒的，因为酒精可加快药物代谢，使血药浓度下降，疗效降低，癫痫患者应禁服一切酒类和含酒精的饮料。

Q11 大量饮水或进食水果对抗癫痫药物的药效有影响吗？

答： 在炎热的夏季，人们的饮水量和水果进食量往往会有所增加，如果癫痫患者大量饮水或者进食一些有利尿作用的水果，会加快新陈代谢，短期内尿量可能会明显增多，药物随尿液大量排泄，抗癫痫药物的血药浓度达不到有效治疗水平，从而导致癫痫发作。西瓜是夏季人们最常食用的水果之一，具有较强的利尿作用，癫痫患者尤应注意适量食用。

Q12 喝牛奶对于长期服用抗癫痫药物的患者有益吗？

答： 牛奶营养丰富、食用方便，是理想的天然食品。牛奶中含有大量蛋白质，如酪蛋白、白蛋白、球蛋白、乳蛋白等，生理价值较高。牛奶中的脂肪以微细的脂肪颗粒形式分散存在，容易消化吸收。牛奶中还含有乳糖和丰富的维生素、氨基酸及钙、磷、钾等无机盐成分。长期服用抗癫痫药物的患者易发生钙磷代谢障碍，有些患者可能会因缺钙而致骨折甚至出现代谢性骨病，因此癫痫患者宜多喝牛奶。一般情况下可每天饮用牛奶2～3次，每次100毫升左右为宜。

Q13 可以在服用西药的同时服用中药抗癫痫吗？

答： 一般情况下，当患者服用一种药物可以完全控制癫痫不发作，又无明显不良反应时，就不必同时服用其他抗癫痫药物，使用单药治疗即可。少数患者单独或联用抗癫痫西药不能完全控制发作，而在加服抗癫痫中药后发作控制较为理想，通过加服中药前后一段时间的对比，证实比单服西药疗效好，这种情况下可以进行中西药联合治疗。另外，当患者服用一种西药抗癫痫药物可控制发作，但有明显的不良反应，而换用其他西药制剂发作不能有效控制时，也可在服用有效西药的同时加服中药，以消除西药的不良反应，通过服用中药来调理脏腑功能，固本培元，可取得很好的疗效。总之，是否进行中西药联合治疗癫痫应根据具体情况进行具体分析。

Q14　中药抗癫痫疗效比西药弱的说法正确吗?

答： 人们常常认为中药治疗癫痫的效果弱于西药,这种说法其实是不科学的。中西医是两个不同的医学体系,它们的治疗理念是有一定的差异的。西医以控制症状为主,即通常所说的"治标";中医以调理人体功能为主,即所谓"治本"。从短期来看,西药能很快控制癫痫发作,而中药见效显得比较慢;但是如果从一个长远的角度来看,中药治疗后患者癫痫发作次数明显减少或者不发作了,而西药治疗停药后有的患者又复发了,这样反而是中药的疗效更好。而且中医通过辨证论治,进行个体化药物治疗,能最大限度地避免药物的不良反应,发挥良好的治疗效果。

Q15　服用中药抗癫痫时有哪些饮食禁忌?

答： 癫痫患者饮食总体上应以清淡富有营养为原则。中医认为,患者体质有虚实之分,虚有偏阴虚阳虚、偏气虚血虚之别,实又有肝郁气火之别,应根据患者不同的体质状态进行具体指导,如肝火偏旺者,尤忌辛辣油腻等伤阴动火之品。中医十分注重食积内热对癫痫发生发展的影响,自古就有癫痫患者忌食六畜肉之说。癫痫患者服用中药期间饮食应清淡平和,少食肥甘厚味之品,肉类、辛辣煎炸食品、酒类等一般来说都是应当注意的,此外还应当限制吸烟、饮茶、咖啡、巧克力等易导致人体兴奋性增高的饮食,并应注意饮食的规律性。

孙 立

疾病三　帕金森病

疾病概述

概述

帕金森病（Parkinson disease, PD）又名震颤麻痹，是一种常见于中老年人的神经系统变性疾病，1817年由英国医师James Parkinson首次报道并系统描述。帕金森病以黑质多巴胺能神经元变性丢失和路易小体形成为主要病理特征，临床表现为以静止性震颤、肌强直、运动迟缓和姿势步态障碍等运动症状，以及抑郁、便秘和睡眠障碍等非运动症状为主要特征的疾病。随着老龄化社会的到来，全球帕金森病患病率呈明显上升态势。据统计，目前全球已有超过1 000万名帕金森病患者。一项对北京、上海和西安这3个城市开展的流行病学调查结果显示，我国65岁以上老年人群帕金森病总体患病率为1.7%，接近于发达国家水平，且其患病率随年龄增长而升高，给家庭和社会都带来了沉重的负担。

分类

根据世界卫生组织推荐的国际疾病分类标准,帕金森病可分为5种类型:典型型、少动型、震颤型、姿势不稳步态障碍型和半身型。但目前临床上常常采用更简化的分型方法,根据帕金森病临床表现主要分为以下3型:①混合型,同时有肢体震颤和肌肉强直的表现,即震颤-强直型或强直-震颤型,占大多数;②震颤型,主要有肢体震颤,而肌肉强直很轻或不明显;③强直型,仅有肌肉僵硬表现。

发病原因

迄今为止,帕金森病的发病原因尚未完阐明,故也将其称为原发性帕金森病。目前普遍认为,帕金森病并非单一因素致病,而是多种因素共同参与的结果,年龄老化、环境因素和遗传易感性等都可使其患病率增加。

临床表现

帕金森病通常起病隐袭,发展缓慢,逐渐加剧,其临床表现主要有运动症状和非运动症状。

1. 运动症状

(1)静止性震颤:是帕金森病的典型临床表现,常为首发症状,多始于一侧手部,安静或休息时出现或明显,随意运动时减轻或停止,紧张或激动时加剧,睡眠时完全停止;典型表现为拇指与食指呈"搓丸样动作"。少数患者可不出现震颤。

(2)肌强直:表现为屈肌和伸肌同时受累,被动运动时关节始终保持增高的阻力,类似弯曲软铅管的感觉,称为"铅管样强直";

部分患者因伴有震颤,检查时可感到在均匀的阻力中出现续断停顿,如同转动齿轮感,称为"齿轮样强直",这是由肌僵直与静止性震颤叠加所致。四肢、躯干、颈部肌僵直可使患者出现特殊的屈曲体姿,表现为头部前倾、躯干俯屈、肘关节屈曲、腕关节伸直、前臂内收、髋及膝关节均略为弯曲。

(3)运动迟缓:主要表现为动作起始缓慢,做重复动作时的速度和幅度进行性降低。书写时,会出现字越写越小,呈现"写字过小症";自发动作减少,面部表情肌活动和眨眼减少,常常双目凝视,呈现"面具脸";手势也显著减少。

(4)姿势步态障碍:姿势不稳和步态障碍是晚期帕金森病的普遍症状,表现为步基较窄,步幅较短,呈小步态,且越走越小,上肢的前后摆动减少或完全消失。有时迈步后即以极小的步伐向前冲去,越走越快,不能及时止步或转弯,称为前冲步态或慌张步态。随着病情进展,会出现转身及自坐、卧位起立困难,迈步时犹豫不决甚至行走中全身僵住,不能动弹,称为"冻结现象"。

2.非运动症状

(1)感觉障碍:早期可出现嗅觉减退或睡眠障碍,中、晚期常有肢体麻木、疼痛;有些患者可伴有下肢不宁综合征。

(2)自主神经功能障碍:常见便秘、多汗、脂溢性皮炎(油脂面)、流涎等;后期可能出现性功能减退、排尿障碍、直立性低血压。

(3)精神障碍:最常见的精神障碍包括抑郁和(或)焦虑;晚期可能出现认知障碍甚至痴呆、幻觉。

治疗选择

1.药物治疗 是帕金森病治疗的主要方法,及时合理的药物治疗可以减轻症状、改善患者生活质量。抗帕金森病药物主要有以下几大类：①多巴胺类药物，包括左旋多巴及复方左旋多巴，如多巴丝肼、卡左双多巴；②多巴胺受体激动剂，如吡贝地尔、普拉克索、溴隐亭；③多巴胺释放促进剂，如金刚烷胺；④抗胆碱能药物，如苯海索；⑤单胺氧化酶抑制剂，如司来吉兰、雷沙吉兰；⑥儿茶酚 - 氧位 - 甲基转移酶抑制剂，如恩他卡朋、托卡朋等。

帕金森病的药物治疗提倡早期诊断、早期治疗，力求实现"尽可能以小剂量达到满意的临床效果"的用药原则，避免或降低运动并发症尤其是异动症的发生。在治疗的过程中应注重个体化给药，针对不同的患者，选择药物时不仅要考虑其病情特点，还要考虑患者有无认知障碍及患者发病年龄、就业状况、经济承受能力等因素，尽量避免或减少药物的副作用和并发症。药物治疗时特别是使用左旋多巴不能突然停药，以避免发生左旋多巴撤药恶性综合征。

2. **外科手术治疗**　帕金森病的外科手术治疗是药物治疗的一种有效补充手段。目前，常用的手术方法有苍白球、丘脑底核毁损术和深部脑刺激术等，适用于药物治疗失效、不能耐受或出现运动障碍的患者。手术治疗对于年龄较轻，症状以震颤、强直为主且偏于一侧者效果较好，但术后仍需应用药物治疗。

3. **细胞移植及基因治疗**　是有较好前景的治疗方法，但目前尚存在一些局限，技术还不够成熟，不能广泛应用于临床。

4. **康复治疗**　作为辅助手段对改善症状也可起到一定作用。有研究表明，打太极拳可以改善患者的平衡状况。

预后

帕金森病是一种慢性进展性疾病，目前尚无根治方法，患者最终往往由于严重肌僵直、全身僵硬而卧床不起，应及早治疗以延缓疾病的进展。

药 物 治 疗

治疗目标

帕金森病的治疗目标是延缓疾病发展、控制症状,提高患者的工作能力和生活质量,并尽可能延长症状控制的年限,同时尽量减少药物不良反应和并发症。

常用药物

治疗帕金森病的常用药物见表3。

联合用药注意事项

对于大多数帕金森病患者特别是患病时间比较长的患者来说,联合用药是较为有效的治疗方案。目前,临床上治疗帕金森病常用的联合用药主要有以下几种情况:

1. 苯海索＋金刚烷胺   两药联用起协同作用,约2/3病例初期应用后即可明显改善震颤。不良反应主要有踝部水肿、网状青斑、幻视、幻听等,大剂量使用可加重充血性心力衰竭。肾功能不全者慎用。

2. 苯海索＋多巴丝肼   适用于单用苯海索疗效不佳的患者,抗震颤效果好,但不适用于多系统变性的震颤麻痹叠加综合征患者。闭角型青光眼、前列腺肥大者慎用。

3. 多巴胺受体激动剂＋多巴丝肼   多巴胺受体激动剂如吡贝地尔、普拉克索等,对静止性震颤有效,同时可改善抑郁,与多巴丝肼联用可以延缓其药效衰减现象,适用于中晚期帕金森病患者。禁用于有严重心血管系统疾病如循环障碍、急性心肌梗死患者。

表3　治疗帕金森病的常用药物

常用药物	主要作用	禁忌证	服用时间	不良反应	储存条件
多巴丝肼（左旋多巴/苄丝肼）	适用于帕金森病、症状性帕金森综合征（脑炎后、动脉硬化性或中毒性），不包括药物引起的帕金森综合征	精神病、青光眼、严重心律失常、心力衰竭、消化道溃疡等患者禁用	餐前1小时或餐后1.5小时服用，避免与高蛋白食物同服	消化道症状、直立性低血压、心律失常、神经系统不良反应如异动症、剂末现象、开关现象、幻觉等	遮光、密封、在阴凉（不超过20℃）干燥处保存
左旋多巴/卡比多巴（卡左双多巴）	适用于帕金森病及帕金森综合征	同多巴丝肼	餐前1小时或餐后1.5小时服用	同多巴丝肼	30℃以下保存，避免光照和潮湿
吡贝地尔	单药或与左旋多巴联用治疗帕金森病，尤其是震颤明显者；对外周循环障碍有效	心力衰竭、心肌梗死或血流动力学紊乱患者禁用	进餐结束时服用	消化道症状、嗜睡、直立性低血压、精神症状等	遮光、密闭保存
普拉克索	用于帕金森病早期控制症状或晚期作为左旋多巴疗效减弱后的添加治疗	过敏者禁用、肾功能减退者需减量	服药不受进食影响，伴随或不伴随进食均可	消化道症状、嗜睡等	密封，30℃以下避光保存
金刚烷胺	治疗帕金森病及帕金森综合征，对于少动、强直、震颤均有改善作用；预防和治疗流感	癫痫、精神病、肾功能不全、心力衰竭、皮端水肿等患者禁用	餐后服用，末次服用时间应在16:00前，避免失眠	精神情绪异常、直立性低血压、尿潴留、踝部水肿、头晕、睡眠障碍等	遮光、密封保存
苯海索	适用于帕金森病及帕金森综合征；药物性锥体外系症状及痉挛性斜颈等肌张力障碍	青光眼、前列腺肥大患者禁用	餐后服用	便秘、尿潴留、瞳孔散大、视物模糊等	密封保存

续表

常用药物	主要作用	禁忌证	服用时间	不良反应	储存条件
司来吉兰	用于治疗早期帕金森病或与左旋多巴合用治疗运动波动	胃及十二指肠溃疡,不稳定高血压,心律失常,严重心绞痛,严重肝或肾衰竭,精神病患者禁用	宜在早晨、中午服用,不宜傍晚后服用,以免引起失眠	失眠、头晕、恶心、呕吐,口干,异动症,转氨酶增高等	在室温(15～25℃)下,遮光,密封保存
恩他卡朋	与左旋多巴合用治疗运动波动及剂末现象	肝功能不全,嗜铬细胞瘤,横纹肌溶解等患者禁用	可与食物同时或不同时服用	消化道症状,口干,头痛,肝功能受损等	室温(10～30℃)保存

4. 多巴胺降解酶抑制剂＋苯海索＋金刚烷胺＋多巴丝肼　多巴胺降解酶抑制剂如单胺氧化酶抑制剂司来吉兰或儿茶酚-氧位-甲基转移酶抑制剂恩他卡朋等，与多巴丝肼联用能增强疗效，改善运动症状的波动，并有神经保护作用；金刚烷胺能促进脑内多巴胺的释放，减轻症状，与多巴丝肼有协同作用。胃溃疡患者慎用，肾功能不全、精神病和癫痫患者禁用。

上述联合用药适用于单一药物疗效不佳或药物作用衰减的帕金森病患者。帕金森病联合用药也应注意遵循个体化给药的原则。

🐛 特殊人群用药指导

1. 青少年患者用药指导　帕金森病患者大多为中老年人，但近年来帕金森病发病率逐年升高，青少年患者也越来越多。对于发病年龄未满40岁，临床表现以帕金森症状为主，采用左旋多巴治疗有效的帕金森病，临床上又称为青少年帕金森病。青少年帕金森病患者的用药原则与老年患者有所不同。帕金森病属于神经系统退行性病变，需要长期、终身治疗。药物治疗时间越长，副作用一旦发生则患者受到影响的时间也越长。与老年帕金森病患者相比，青少年患者服用复方多巴制剂等药物更易出现运动并发症等不良反应，而且可能长期受到困扰。因此传统观点认为，青少年患者如果疾病程度对于生活和工作影响不太大，可考虑适当推迟药物治疗的启动时间；但如果疾病程度较重，影响正常工作和生活，则要尽早吃药，以提高生活质量和工作能力，并应遵循"细水长流，不求全效"的原则，即不要追求短期症状完全改善，但争取实现长期稳定的疗效。

2. 女性患者用药指导　临床上，男性患帕金森病的风险高于女性，但女性患者的比例并非少数，大部分女性患者年龄在45

岁以上。研究显示，女性帕金森病患者的临床表现和对药物的反应与男性患者有所不同，较为多见的是女性患者的运动症状程度略轻，但更易发生异动症，且对抗帕金森病药物的疗效似乎也更差。研究几乎一致认为，生育会使女性帕金森病患者的病情加重，约一半患者在分娩过程中或分娩后短期内病情发展迅速。基于现有的研究资料，所有帕金森病药物在妊娠期都并非绝对安全，用药选择的标准是两害相权取其轻。目前，一致认为不可使用的药物是金刚烷胺，无论妊娠前、妊娠期还是哺乳期，都应尽量避免使用；多巴胺受体激动剂如吡贝地尔等具有抑制泌乳素分泌的作用，因此不宜用于哺乳期；左旋多巴可通过胎盘屏障影响胎儿代谢，但是和其他药物相比，有研究认为它仍然可能是妊娠期帕金森病患者最好的选择。

3. 老年患者用药指导　　帕金森病多发于老年，随着年龄增大，人们的一些身体功能发生退化，一般都会同时患有一些其他老年病。在帕金森病的治疗过程中，老年患者常常同时还需要对自身的其他疾病进行药物治疗，这些药物可能对抗帕金森病药物疗效产生影响，因此在服用相关药物时，一定要注意一些用药禁忌：①禁用钙拮抗剂，如硝苯地平等降压药，药物之间的拮抗作用会使药效降低。②禁用乙酰胆碱，因为帕金森病是由于乙酰胆碱系统功能亢进导致的肌张力增高和肌肉震颤等，所以应注意乙酰胆碱类药物的摄取。③禁用维生素 B_6，因为维生素 B_6 是多巴胺脱羟酶的辅酶，酶活性增高后会促进药物在脑外形成多巴胺，减少进入中枢神经系统的药量，从而减低了药效。④禁用胃肠动力药，如多潘立酮等胃肠动力药有阻断多巴胺的作用，促进胃排空，降低吸收率。⑤青光眼患者应谨慎用药，青光眼是老年人多发病，多巴胺对眼压有一定的影响，所以老年帕金森病患者服药期间需注意眼压的变化。

用药案例解析

案·例·1

病史：患者，男性，76岁。诊断为帕金森病5年，规律服用多巴丝肼片4年，现服药剂量为每次1片（250毫克），每天3次。近半年来，患者感觉药效维持时间越来越短，常常在还没有到下一次服药时间前，尤其是晨起时常感到肢体震颤和僵硬明显加重，行动缓慢，需扶物方能站立。

解析：多巴丝肼片为左旋多巴/苄丝肼复合制剂，常用于帕金森病的维持疗法，平均维持量是每次1片，每天3次。该患者老年男性，服用多巴丝肼片4年，出现上述表现为药物的"剂末现象"，即长期应用左旋多巴后出现的一种药效减退的现象。针对该患者的情况，可加服司来吉兰片，每次1片，每天2次，早、午各1次。司来吉兰能够通过血脑屏障，抑制脑内单胺氧化酶和多巴胺的重摄取，增加内源性多巴胺的浓度，从而改善帕金森病的临床症状。当长期服用左旋多巴出现症状波动时，加用司来吉兰可以延长左旋多巴的作用时间，明显改善"剂末现象"；同时也能显著降低左旋多巴的使用剂量和减少其副作用。司来吉兰常用剂量为每天10毫克，可1次顿服或分2次服用，其疗效中等，只在长时间应用时有效。注意司来吉兰不能在夜间服用，以防止其代谢产物的过度刺激导致失眠或其他精神症状。

案·例·2

病史：患者，女性，64岁。诊断为帕金森病4年，临床表现为右手静止时抖动，活动时不抖，行走时右下肢僵硬，行动缓慢。近1年来,上述症状逐渐加重,现服用多巴丝肼片,每次1片(250毫克),每天4次。最近发现服药一个多小时后出现口面部肌肉多动,上肢不自主舞蹈样动作。加服氟哌啶醇片,每次半片(1毫克),每天2次,上述症状无明显改善,且肢体震颤及强直明显加重,行走困难。

解析:多巴丝肼作用同左旋多巴,对运动迟缓和肌强直疗效较好,对震颤亦有效。多巴丝肼的不良反应较轻,常见的有失眠,情绪冲动,精神抑郁,恶心、呕吐,直立性低血压,头、面部、舌、上肢和身体上部的异常不随意运动,排尿困难等,剂量过大可出现舞蹈样或其他不随意运动。该患者在服药一个多小时后即血药浓度高峰期时出现口面部肌肉多动及肢体的舞蹈样动作,这是异动症的表现,可能与多巴丝肼用药过量或多巴胺受体超敏有关。氟哌啶醇为丁酰苯类药物,具有较强的多巴胺受体拮抗作用,能阻滞脑中多巴胺受体,诱发锥体外系反应,因而可加重帕金森病的症状,并对抗左旋多巴的疗效,因此加用氟哌啶醇不合理。建议停用氟哌啶醇,减少多巴丝肼单次剂量,或合用多巴胺受体激动剂,如吡贝地尔、普拉克索等。

案·例·3

病史:患者,男性,68岁。右手震颤1年伴右侧肢体活动迟缓4个月,诊断为帕金森病。现服用苯海索片,每次1片(2毫克),每天2次;金刚烷胺胶囊,每次1粒(0.1克),每天2次。患者有前列腺肥大病史,规律服用癃闭舒胶囊,每次3粒(0.9克),每天2次。近日来,患者感觉排尿不畅的症状有所加重。

解析：苯海索为抗胆碱能药物，对M胆碱受体具有阻断作用，在发挥抗震颤作用的同时，可导致逼尿肌收缩障碍，出现排尿困难或尿潴留。该患者既往有前列腺肥大病史，应禁用苯海索。金刚烷胺可增加突触前多巴胺的合成和释放，抑制多巴胺的再摄取，对少动、强直疗效较好。金刚烷胺与苯海索合用能增强抗胆碱能药物的作用，但同时其副作用也在增加，导致尿潴留症状加重。针对该患者，建议停用苯海索片，改用多巴丝肼片，每次1/4片，每天2次；金刚烷胺和癃闭舒胶囊剂量可不做调整。

温馨提示

（1）帕金森病患者应严格按医嘱规律服药，不可自行改变剂量或突然停药，否则易导致症状恶化加重。

（2）服药期间应注意定期复查血常规、肝肾功能，避免药物不良反应。

（3）应加强对帕金森病患者的安全护理，防止跌倒，预防肺部感染。

（4）注意加强肢体、语言等功能康复训练，提高患者生活质量。

用药常见问题解析

Q1 什么是帕金森病药物治疗的"蜜月期"？

答： 在帕金森病初期或是中期的几年中，患者服用抗帕金森病药物可以获得比较满意的和持续的疗效，使用较少种类的小剂量的药物即能很好地控制症状,这一时期称为帕金森病药物治疗的"蜜月期"。患者在帕金森病治疗的"蜜月期"应抓紧时机,在专科医师的指导下,及时、正确地应用药物治疗,尽可能延长药物治疗的"蜜月期",利于有效控制疾病。

Q2 是不是帕金森病一经确诊,就要开始吃药?

答: 帕金森病一经确诊后是否就要开始药物治疗,曾存在一些争议。有观点认为,长期用药会有很多副作用,迟点吃药可以推迟药物副作用的发生;但现在普遍认为,如果患者的症状非常典型,可以确诊为帕金森病,这时其脑细胞已经受到一定程度的破坏,那么这时立即开始药物治疗,能够及时纠正脑细胞的破坏进程,有益于疾病的长期预后,延长患者寿命。因此,如果患者可以确诊为帕金森病,或者当医师判断患者是帕金森病的可能性很大时,就应开始药物治疗,具体给药方案可根据患者病情的严重程度进行适当调整,循序渐进。

Q3 帕金森病患者手术后还需要继续吃药吗?

答: 帕金森病是一种慢性进展性中枢神经系统变性疾病,手术可以明显改善患者的运动症状,配合药物治疗不仅能更好地改善运动症状,同时还可进一步控制非运动症状。因此,帕金森病患者手术后还需要服用药物,但是可相应减少给药剂量,从而减轻药物的副作用,给用药调整带来更大的空间,提高患者的生活质量。对于个别病例手术后症状较轻者,可以少量服药或不吃药。

Q4 帕金森病患者需要终身服药吗?

答： 对于帕金森病,我们通常需要采取全面综合的治疗,包括药物治疗、手术治疗、运动疗法及心理疏导等多种治疗手段。其中药物治疗为首选,是整个治疗过程中的主要手段。然而,目前应用的治疗方法,无论是药物治疗或手术治疗,均只能改善患者的症状,并不能阻止病情的发展,更无法治愈,所以帕金森病患者需要终身服药。进行帕金森病药物治疗时,不仅要立足当前,还需要长期管理,以达到长期获益。随着病情的发展,患者服用某种药物可能会疗效不佳,需要重新调整用药,或采用优化的多药联用治疗方案,力求达到疗效更好、作用维持时间更长而并发症发生率最低的治疗目标。需要注意的是,患者在停用一种药物时需缓慢减量至完全停用,特别是服用左旋多巴时不能骤然停药,以免发生停药恶性综合征。

Q5 为什么有些帕金森病患者服药后常感觉到头晕?

答： 有些帕金森病患者服药后会感到头晕、头重脚轻、站立不稳,这可能与直立性低血压有关。随着帕金森病病情的进展,自主神经系统受到损害,脑干迷走神经背核损害最为显著,从而引起血压波动,导致脑血流灌注不足;某些药物如左旋多巴、普拉克索等可引起部分患者血压下降,从而出现头晕的症状。并非出现上述情况都需要治疗,症状较轻的患者可采取抬高下肢、饮水、穿高弹力丝袜等方法,症状较重的可在医师指导下服用某些升高血压的药物如盐酸米多君片等进行对症治疗。

药 你用对了吗——神经系统疾病用药

Q6 为什么有些帕金森病患者经常便秘？可服用药物改善吗？

答： 帕金森病患者常出现便秘的症状，且多呈顽固性。主要是因为迷走神经背核受到损害，导致胃肠的蠕动减弱；食管、胃及小肠的运动障碍可引起吞咽困难，故患者往往减少食物的摄入，因此饮食中常缺乏纤维素等促进肠蠕动的物质。同时，不适当的流质摄入、活动减少、老龄、服用抗帕金森病药物（如多巴丝肼、苯海索、金刚烷胺等）也可产生便秘。故帕金森病患者应养成多吃水果蔬菜、多饮水、多运动和定时上厕所的习惯以防止便秘，必要时可使用一些温和的导泻药物，如乳果糖、黄连上清丸、番泻叶和开塞露等。

Q7 服用金刚烷胺会导致失眠吗？该如何避免？

答： 金刚烷胺进入脑组织后可促进多巴胺的释放，或延缓多巴胺的代谢而发挥抗震颤麻痹作用，缓解震颤、僵直效果好。金刚烷胺起效快，在胃肠道吸收迅速且完全，吸收后主要分布于唾液、鼻腔分泌液中，易透过生物膜，脑脊液浓度为血浆浓度的60%，半衰期为10～28小时。金刚烷胺的常见不良反应有眩晕、失眠和神经质等，用药期间不宜驾驶车辆、操纵机械和高空作业。为避免服药后引起失眠，每天最后一次服药应在16:00前为宜。

Q8 服用苯海索的不良反应严重吗？该如何防范？

答： 苯海索常见的不良反应为口干、视物模糊等，偶见心动过速、恶心、呕吐、尿潴留、便秘。长期应用可出现嗜睡、抑郁、记忆力下降、幻觉、意识浑浊。苯海索与乙醇或其他中枢神经系统抑制药合用时，可使中枢抑制作用加强；与金刚烷胺或抗胆碱药合用时，可增强抗胆碱作用，并可发生麻痹性肠梗阻；与单胺氧化酶抑制剂合用时,可导致高血压;与制酸药或吸附性止泻剂合用时,可减弱本药的效应;与氯丙嗪合用时,后者代谢加快,可使其血药浓度降低;与强心苷类药物合用可使后者在胃肠道停留时间延长,吸收增加,导致中毒。因此,服用苯海索时应避免与上述药物联用,或进行密切观察,一旦发生不良反应及时就医。此外,服用苯海索还应注意不可突然停药,以防发生胆碱危象;服药期间不宜驾驶车辆、操纵机械和高空作业并禁止饮酒。

Q9 服用恩他卡朋后发现尿液变色了,这种尿液变色现象对人体有危害吗?

答: 恩他卡朋可使尿液变成深红色或红棕色,这种尿液变色现象对机体是无害的,停药后上述颜色会逐渐消失。

Q10 肝肾功能不佳的帕金森病患者服用普拉克索片时应注意哪些问题?

答: 普拉克索大部分通过肾脏清除,所以肾功能不佳的帕金森病患者用药时需加以注意。初始治疗时建议应用如下给药剂量方案:肌酐清除率高于50毫升/分的患者无须降低日剂量;肌酐清除率为20～50毫升/分的患者,普拉克索的初始日剂量应分2次服用,每次0.125毫克,每天2次;肌酐清除率低于20毫升/分的患者,普拉克索的日剂量应一次服用,从每天0.125毫克开始。患者服药期间应定期监测肾功能,如果在维持治疗阶段肾功能有所降低,则以与肌酐清除率下降相同的百分比降低本品的日剂量,如当肌酐清除率下降30%,则本品的日剂量也相应减少30%。肝功能不佳的帕金森病患者服用普拉克索时可能不需要进行剂量调整,因为所吸收的药物约90%是通过肾脏排泄的,然而肝功能不全对本品药代动力学的潜在影响还未被阐明,患者服药期间也应注意进行肝功能的监测。

Q11 吞咽困难的帕金森病患者该如何服用多巴丝肼片?

答: 目前,临床上治疗吞咽困难的方法还很有限,导致患者吞咽困难的神经和肌肉病变很少能通过药物或者手术来纠正。吞咽困难并发症的处理至关重要,尤其是要注意避免误吸。通常建议进食半固体食物和改变体位。吞咽困难患者最容易误吸的是稀液体,故服用药物时不宜用水溶解。多巴丝肼片为常释制剂,可掰开或研碎服用。吞咽困难的患者可在服药前将其研磨成粉末,混入稠厚液体或软食(如米糊、酸奶等)中服用。

Q12 吡贝地尔缓释片可以掰开或研碎服用吗?

答: 吡贝地尔缓释片是一种缓释制剂,缓释制剂又称为长效制剂或延效制剂,是指通过适当的方法,延缓药物在体内的释放、吸收、分布、代谢和排泄的过程,从而达到延长药物作用的一类制剂。缓释制剂的剂量通常是普通制剂的2倍以上,若药物突然释放引起血药浓度升高可能会导致患者感觉不适甚至中毒。一般缓释药品的说明书中均会标明:片剂要求整片吞服,切勿咀嚼或研碎;一般也不能将药片掰成两半;但如果药片表面有刻痕,则可按照说明书要求从刻痕处掰开后服用。吡贝地尔缓释片的缓释功能依赖于药片外部的缓释包衣层,若掰开或研碎服用易造成药物中毒,从而引起不良反应,因此服用吡贝地尔缓释片时必须整片吞服,不可咀嚼、掰开或研碎。

Q13 为什么服用左旋多巴时要减少蛋白质的摄入？

答： 左旋多巴是多巴胺的前体物质，口服左旋多巴片剂一般在胃内崩解溶化，再进入十二指肠，然后到达小肠，在小肠上端吸收入血，很少一部分左旋多巴最终能够通过血脑屏障进入脑，被黑质神经细胞或其他神经细胞摄取，在多巴脱羧酶的作用下，脱去一个羧基，变成多巴胺，从而起到补充脑内多巴胺，减轻帕金森病症状的作用。由于左旋多巴需依靠中性氨基酸载体系统穿过血脑屏障，饮食中的氨基酸会潜在干扰这个载体介导的运输系统。当帕金森病患者摄入大量含中性氨基酸的蛋白质时会妨碍左旋多巴的摄取，从而减弱其疗效，因此患者服用左旋多巴时应减少蛋白质的摄入。

Q14 治疗帕金森病的药物是在饭前吃好，还是饭后吃好？

答： 不同抗帕金森病药物的服用时间有不同的要求。左旋多巴及复方左旋多巴如多巴丝肼等要求在饭前1小时或饭后1.5小时服用，不要与饭一起吃，因为食物里的蛋白质会影响上述药物的吸收，从而影响药效。另外，恩他卡朋必须与左旋多巴同时服用才有效。除这两种药物外，其他药物可以在饭后服用，以减少胃肠道的不良反应。服用司来吉兰时应避免高酪胺饮食，如乳酪、香肠、腌肉、咸鱼、动物肝脏、牛肉汤等，因为同食可能会引起血压升高。

高家荣

疾病四　老 年 痴 呆

疾 病 概 述

概述

老年痴呆（senile dementia）是指老年人群由于认知功能障碍致日常生活独立自理能力下降的一大类疾病，老年人群发病年龄在发达国家为≥65岁，发展中国家为≥60岁。认知功能障碍包括注意力、执行、学习、记忆、语言、视觉空间功能及社会行为能力的下降。日常生活自理能力下降标志着老年人的生活独立性受损，需要人照料，即所谓的致残性疾病。

分类

老年痴呆的类型多，致病因素复杂，有退行性脑萎缩导致的痴呆，如阿尔茨海默病（Alzheimer's disease, AD）、额颞痴呆（frontotemporal dementia, FTD）、帕金森病痴呆及路易体痴呆等；有血管因素导致的血管性痴呆（vascular dementia, VD）；还有其他原因如感染、代谢、药物及外伤等导致的痴呆。我国阿尔茨海默病占50%，血管性痴呆占5%～15%，混合性占15%～20%。

🍎 发病原因

1. **阿尔茨海默病** 中枢神经系统内神经元和神经突触明显减少或消失。许多神经递质,如乙酰胆碱、5-羟色胺(5-HT)、去甲肾上腺素、多巴胺、P物质等减少也与阿尔茨海默病发病相关。在复杂的阿尔茨海默病病因学研究中,发现高龄老化及遗传因素明确与阿尔茨海默病发病有关。

2. **血管性痴呆** 根本原因是脑动脉硬化引起脑组织长期供血不足,高血压、脑动脉硬化和糖尿病性脑动脉硬化最为常见。血管性痴呆中以多发梗死性痴呆最常见,尤其是多发性皮质或皮质下梗死,痴呆的发生与梗死的容积和部位都有密切关系。脑血流降低也是引起血管性痴呆的重要原因。

3. **其他痴呆** 神经系统许多疾病均可出现痴呆,最常见的有:①正常颅压性脑积水,临床主要特征为进行性痴呆,伴共济失调、步态不稳和尿失禁。②克罗伊茨费尔特-雅各布病,是由朊病毒感染引起的慢性进行性疾病。③锥体外系疾病伴发痴呆,如帕金森病晚期、慢性进行性舞蹈病(亨廷顿病)等都可伴发痴呆。

🍎 临床表现

1. **记忆障碍** 记忆力减退是痴呆的最早表现,尤其是近事记忆减退更明显。经常遗失东西,忘记约会,无法学习新鲜事物。随着记忆障碍的明显加重,常会出现定向障碍,离家出走后找不到回家的道路。

2. **认知障碍** 表现出对时间、地点的认知错误,对社会、家庭人员关系的认知错误,如将儿子当兄弟等。有些患者还可出现语言障碍,不能准确表达意思,亦不能理解别人的讲话等。疾病严重时,可出现一般的常识性认知困难,直至完全丧失生活能力。

3. 行为障碍　　轻者表现出性格改变，或是夸夸其谈、言过其实，或是退缩孤独、自言自语。常有无目的的动作如独自房内行走、外出不能回家、不能睡到自己床上等表现。部分患者可有精神病性症状，如幻觉、躁狂、兴奋、冲动。后期患者常有衣衫褴褛、不修边幅、言语不能、行为退缩或冲动等表现，但一般无昏迷。

🍎 治疗选择

1. **生活护理**　　包括使用某些特定的器械等。有效的护理能延长患者的生命及改善患者的生活质量，并能防治摔伤、外出不归等意外的发生。

2. **非药物治疗**　　包括职业训练、音乐治疗等。

3. **药物治疗**　　痴呆行为和心理症状用药：①精神药物治疗，痴呆精神行为的治疗药物包括替沃噻吨、氟哌啶醇、硫利达嗪、利培酮、奥兰扎平、喹硫平、丙戊酸钠、卡马西平、舍曲林、氟西汀、丁螺环酮等。②痴呆患者伴发抑郁症状时，应首选选择性5-HT再提取抑制剂类药物如舍曲林、氟西汀、帕罗西汀等。新一代单胺氧化酶抑制剂对阿尔茨海默病患者伴发的抑郁症状也有效。③痴呆患者伴发轻度焦虑与夜间失眠时，可应用苯二氮草类药物，如奥沙西泮、劳拉西泮、阿普唑仑等。④经典抗精神病药物如氯丙嗪、氟哌啶醇和硫利达嗪等一直是治疗老年痴呆行为和心理症状的主要药物，但易产生锥体外系副作用。新型抗精神病药物包括利培酮、奥氮平、舍吲哚等，这些药物对多种行为和心理症状的疗效优于经典抗精神病药物，锥体外系反应轻微。⑤丙戊酸钠和卡马西平对痴呆患者躁狂样症状、攻击行为有一定的治疗作用。

改善智能障碍用药：①阿尔茨海默病用药，轻到中度阿尔茨海默病患者可使用二氢麦角碱、茴拉西坦、银杏叶制剂、盐酸多奈哌齐和盐酸他克林等。中度到重度阿尔茨海默病患者可使用卡巴拉汀治疗。②血管性痴呆用药有尼莫地平、萘呋胺、尼麦角林、二氢麦角碱等。

4. 支持治疗　重度患者自身生活能力严重减退,常导致营养不良、肺部感染、泌尿系感染、压疮等并发症,应加强支持治疗和对症治疗。

预后

老年痴呆预后较差,病程为5～10年,少数患者可存活10年或更长的时间,多死于肺部感染、泌尿系感染及压疮等并发症。但提高对痴呆认识,早发现、早就医、早诊断、早治疗,有利于延缓疾病的发生与发展。

药物治疗

治疗目标

老年痴呆的治疗目标为改善患者认知功能、延缓疾病进展、提高日常生活能力、延长生存期、减少看护者的照料负担。

常用药物

治疗老年痴呆的常用药物见表4。

联合用药注意事项

2007年由美国精神病学会发布的《阿尔茨海默病诊疗指南》指出,联合乙酰胆碱酯酶抑制剂如多奈哌齐、石杉碱甲和美金刚治疗比单独应用乙酰胆碱酯酶抑制剂可让患者更有效获益,相关研究显示,两者联合应用有相互增效的作用。

表4 治疗老年痴呆的常用药物

常用药物	主要作用	禁忌证	服用时间	不良反应	储存条件
多奈哌齐	用于轻度或中度阿尔茨海默病症状	对多奈哌齐、哌啶衍生物有过敏史的患者和妊娠期妇女禁用	睡前	①较常见:腹泻,恶心,头痛;②常见:普通感冒,厌食,呕吐,皮疹,瘙痒,幻觉,易激惹,攻击行为,昏厥,眩晕,失眠,胃肠功能紊乱,肌肉痉挛,尿失禁,乏力,疼痛;③少见:颅内损伤,心动过缓,胃肠道出血,胃及十二指肠溃疡,血肌酸激酶浓度的轻微升高	遮光,密封保存
卡巴拉汀	用于治疗轻、中度阿尔茨海默病的症状	过敏者、严重肝脏损害的患者禁用	与食物同服	最常被报道的药物不良反应为胃肠道反应,包括恶心(38%)和呕吐(23%),特别是在加量期	遮光,密封保存
石杉碱甲	用于良性记忆障碍,对痴呆患者和脑器质性病变引起的记忆障碍有改善作用	癫痫、肾功能不全、机械性肠梗阻、心绞痛等患者禁用	每天固定时间同服用	一般不明显,剂量过大时可引起头晕、恶心、胃肠道不适,乏力等反应,一般可自行缓解,反应明显或停药后缓解、消失	遮光,密封保存
加兰他敏	用于良性记忆障碍,对痴呆患者和脑器质性病变引起的记忆障碍亦有改善作用	过敏者,麻醉的情况下、心绞痛及心动过缓者,严重哮喘或肺功能障碍的患者,重度肝、肾脏损害者,机械性肠梗阻、尿路阻塞或机械性膀胱术后恢复期患者禁用	建议与早餐及晚餐同服	①神经系统:常见有疲劳、头晕眼花、头痛,发抖,失眠,梦幻,罕见有张力亢进,感觉异常,失语症和运动功能亢进等;②胃肠系统:腹胀,反胃,呕吐,腹痛,腹泻,厌食及体重减轻,消化不良等较常见;③心血管系统:可见心动过缓,心律不齐;④血液系统:贫血,偶见血小板减少	遮光,密封保存

续表

常用药物	主要作用	禁忌证	服用时间	不良反应	储存条件
美金刚	用于治疗中重度至重度阿尔茨海默病	对本品的活性成分或其赋型剂过敏者禁用	可空腹服用,也可随食物同服	①常见:幻觉,意识混沌,头晕,头痛和疲倦。②少见:焦虑,肌张力增高,呕吐,膀胱炎和性欲增加,亦有癫痫发作的报告,多发生在有惊厥病史的患者	遮光,密封保存
二氢麦角碱	用于轻度血管性痴呆老年患者	对本品或麦角碱类药物过敏者禁用	餐时服用	①循环系统:可能出现心动过缓,低血压,脑缺血,面部潮红;②过敏反应:可能出现头痛,头重感;③神经系统:可能出现头晕,失眠,嗜睡,肢端麻痹和攻击反应;④消化系统:可能出现恶心,呕吐,便秘,腹痛,厌食,口干,胃灼热,腹泻和口腔炎;⑤肝脏:可能有AST和ALT值增高;⑥其他:有时会出现感觉异常,如舌刺痛感,舌僵直感,舌扭曲感,胸部不适,乏力,不适	遮光,密封保存
尼麦角林	用于血管性痴呆,尤其早期治疗时对认知、记忆等有改善,并能减轻轻症病严重程度	本品不适用于下述情况:近期有出血,急性出血,期的心肌梗死,重度的心动过缓,直立性调节功能障碍时,出血倾向和对尼麦角林过敏者	每天固定时间服用,餐前或餐后	可有低血压,头晕,胃痛,潮红,面部潮红,嗜睡,失眠等	遮光,密封保存
奥拉西坦	脑功能改善药,用于治疗脑血管疾病后的记忆减退及中老年记忆减退	对本品过敏者禁用	每天固定时间服用,餐前或餐后	口干,嗜睡,头痛,便秘,食欲减退,失眠等,停药后消失	遮光,密封保存

续表

常用药物	主要作用	禁忌证	服用时间	不良反应	储存条件
银杏叶制剂	用于急慢性脑功能不全及其后遗症，脑卒中，注意力不集中，记忆力衰退，痴呆	对本品中任何成分过敏者禁用	每天固定时间服用，餐前同服用或餐后	本品耐受性良好，罕有胃肠道不适、头痛、过敏反应等现象发生，一般不需要特殊处理即可自行缓解	遮光，密封保存
尼莫地平	适用于各种原因引起的蛛网膜下腔出血后的脑血管痉挛和急性脑血管疾病恢复期的血液循环改善	严重肝功能损害的患者禁用。不推荐尼莫地平与抗癫痫药物同时服用	每天固定时间服用，餐前同服用或餐后	热感、皮肤潮红、血压下降（尤其原有血压升高者）、心率加快、头晕、胃肠不适、无力、末梢水肿。少数患者可能出现中枢神经系统过度反应的症状，如失眠、不安、激动、易激惹、多汗	遮光，密封保存

注：AST 为天冬氨酸转氨酶，即谷草转氨酶（GOT）；ALT 为丙氨酸转氨酶，即谷丙转氨酶（GPT）。

多奈哌齐、卡巴拉汀、石杉碱甲等乙酰胆碱酯酶抑制剂与同时应用的拟胆碱药如毛果芸香碱或其他胆碱酯酶抑制剂有协同作用，与抗胆碱药如阿托品有拮抗作用。

美金刚与金刚烷胺、氯胺酮、右美沙芬在化学结构上都是 N-甲基-D-天冬氨酸受体（NMDAR）拮抗剂，因此应避免合用，以免发生药物中毒性精神病。

二氢麦角碱与抗凝血药物和抗高血压药物合用，可能会引起二氢麦角碱的活性增强。同时服用其他麦角碱类药物可能会加重不良反应。

尼莫地平合并应用抗抑郁药氟西汀可使尼莫地平的稳态血浆浓度提高50%。合用时应咨询专科药师调整剂量。另外，长期使用抗癫痫药苯巴比妥、苯妥英钠、卡马西平会显著降低口服尼莫地平的生物利用度，所以不推荐口服尼莫地平和这些抗癫痫药同时使用。

🌱 特殊人群用药指导

本章内容主要针对老年患者，所以主要详细阐述老年患者用药指导。

老年患者通常体质较弱，并常伴有一些基础疾病，肝、肾功能较差，因此用药一定要仔细，在出现忘记服药的情况时要马上咨询药师，不要擅自加量或增加服药频次。如果出现吞咽困难等情况，在处理因药片过大导致吞咽困难的情况时，要特别注意片剂的特殊剂型，如缓释片、控释片、肠溶片等特殊片剂，不能将药品掰开分次口服，服药时应多饮水。

多奈哌齐、卡巴拉汀、石杉碱甲、加兰他敏等乙酰胆碱酯酶抑制剂可产生迷走样作用（如心动过缓）、患有病态窦房结综合征或其他室上性心脏传导疾病如窦房或房室传导阻滞患者需尤其注意。另外,因其拟胆碱作用,有哮喘史或阻塞性肺疾病史的患者应慎用。服用盐酸多奈哌齐片时应避免合用其他乙酰胆碱酯酶抑制剂,胆碱能系统的激动剂或拮抗剂。

尼麦角林可能会增加降压药的作用,因此与降压药合用应慎重。其慎用于高尿酸血症的老年患者、有痛风病史的老年患者或与可能影响尿酸代谢的药物合用。肾功能不良者服用尼麦角林时应减量。服药期间禁止饮酒。

尼莫地平治疗老年性脑功能障碍时,若用于患有多种疾病的老年患者,如伴有严重肾功能不全(肾小球滤过率<20毫升/分)、严重的心功能不全时,应定期随访检查。

🐛 用药案例解析

案·例·1

病史: 患者,男性,69岁。患路易体痴呆2年,一直服用重酒石酸卡巴拉汀胶囊,每次1.5毫克,每天2次,因睡前吵闹,家属给予酒石酸唑吡坦5毫克口服后,连续睡眠30小时。

解析: 路易体痴呆病的特点之一是对镇静类药物十分敏感,因此患者使用镇静类药物时要小心,尤其使用苯二氮䓬类如地西泮、氯硝西泮等镇静药物时要格外慎重。患者家属不应擅自给患者加用镇静催眠药,出现睡眠问题时,建议前往专科医院,咨询医师或药师。

案·例·2

病史: 患者,女性,76岁。诊断为阿尔茨海默病,医师开具盐酸多奈哌齐片1个月,每次5毫克,每天1次,患者觉得服药1周后病情无改善,自行加量至每次10毫克,用药1周后出现头痛、恶心,难以忍受。

解析: 胆碱酯酶抑制剂治疗痴呆较为安全,仅少数患者在服用过程中可能出现恶心、食欲下降等胃肠道反应。不良反应的发生与使用存在明确的量效关系,通常较高剂量容易导致不良反应的发生。此患者出现头痛、恶心的不良反应与自行增加药物剂量有关,此药调整剂量时应缓慢逐渐加量,且如需调整剂量,应咨询专科医师,并且经过医师临床评估决定是否需要调整。

案·例·3

病史: 患者,男性,81岁。诊断为轻度阿尔茨海默病,医师开具盐酸多奈哌齐片,患者家属认为吃一段时间后患者依然健忘,分不清白天晚上等,遂擅自停药,3个月后患者病情加重。

解析: 阿尔茨海默病的患者受益限于延缓疾病的发展或轻度好转,不能完全逆转或治愈疾病,虽然患者原来的症状没有消失,但是长期治疗的结果会延缓病程进展,而不是治愈阿尔茨海默病。该患者擅自停药,使疾病发展逐渐加重,建议患者规律服药,坚持长期治疗,如对用药有疑问应咨询专科药师。

温馨提示

(1)老年痴呆患者应重视严格按医嘱服药,不可随意停药、减量或自行加药,否则会导致疾病的加重、复发或加重不良反应。

（2）服药期间应注意定期随访，评估患者症状的好转或恶化以调整治疗方案。

（3）患者家属应鼓励患者进行日常生活能力、认知的康复锻炼，对患者的心理和情绪变化及安全加强护理，坚持药物治疗。

用 药 常 见 问 题 解 析

Q1 患者患有老年痴呆，听说多奈哌齐这个药很好，是否可以直接服用？

答： 痴呆的分类和时期不同，治疗的药物便不同，多奈哌齐对于轻、中度痴呆治疗有效，能延缓疾病的进程；多奈哌齐对于阿尔茨海默病、血管性痴呆、帕金森痴呆和路易体痴呆也有疗效，但对于额颞痴呆是无效的，所以建议咨询专科医师进一步确定患者痴呆类型和严重程度，针对性地使用药物。

Q2 患者患有阿尔茨海默病，服用多奈哌齐6个多月，痴呆症状没有改善，医师换用卡巴拉汀治疗，两药为同一种类药物，服用一个不管用，为何还开具同一类其他药？

答： 多奈哌齐和卡巴拉汀均为胆碱酯酶抑制剂，现有的胆碱酯酶抑制剂治疗痴呆的作用机制不尽相同。多奈哌齐为选择性乙酰胆碱酯酶抑制剂，卡巴拉汀为乙酰胆碱酯酶和丁酰胆碱酯酶抑制剂。胆碱酯酶抑制剂间的药物活性存在差异，这也支持在阿尔茨海默病治疗中胆碱酯酶抑制剂药品间的转换治疗，如阿尔茨海默病患者中使用多奈哌齐治疗无效或不能耐受副作用而停药的患者，使用卡巴拉汀继续治疗，约56.2%的痴呆患者仍获得较好疗效。所以,虽然多奈哌齐和卡巴拉汀均为胆碱酯酶抑制剂,但是两个药物间的治疗活性存在差异,患者服用多奈哌齐治疗无效果,换用卡巴拉汀则有可能获得较好的疗效。建议患者坚持服药一段时间观察疗效,若仍然效果不佳可咨询专科医师,换用其他类的治疗药物。

Q3 老年痴呆患者服用多奈哌齐已经3个月,该药需服用多长时间? 是否需要长期用药?

答： 多奈哌齐服用3～6个月后可以到医院评估一下治疗效果,研究表明该药延缓痴呆进程的作用与疗程是成正比的,所以如果药物治疗有效且能耐受,建议长期服用。

Q4 老年痴呆患者同时患有糖尿病和高血压,医师开具重酒石酸卡巴拉汀胶囊,患者基础用药为二甲双胍和氨氯地平,这3个药能同时服用吗?

答： 根据重酒石酸卡巴拉汀胶囊的说明书,在阿尔茨海默病患者的临床研究中,卡巴拉汀与一些常用的处方药如降压药氨氯地平及降血糖药二甲双胍联合应用未产生与临床有关的不良反应。所以这3个药可以同时服用。

Q5 患者患有老年痴呆合并痛风,医师开具碳酸氢钠片,其与美金刚合用可以吗?

答： 碳酸氢钠会导致美金刚的血药浓度升高,建议与医师协商,在碳酸氢钠与美金刚合用期间考虑将美金刚减量,并对患者进行密切观察。

Q6 老年痴呆患者服用盐酸多奈哌齐片，最近出现失眠症状，夜间活动增加，是否可以停用该药以缓解失眠症状？

答： 建议将盐酸多奈哌齐片改为早餐前服用，观察患者情况，若失眠症状改善则可一直在早上服用此药，若失眠症状不改善，建议咨询专科医师。

Q7 患者患有阿尔茨海默病，医师开具重酒石酸卡巴拉汀胶囊，详细阅读说明书后觉得此药不良反应多，不敢服用，中药不良反应少，可以用中药治疗吗？

答： 应当遵照医嘱服用重酒石酸卡巴拉汀胶囊进行治疗。药物不良反应并不一定会发生，服药后密切监测患者的情况，不适随诊。此外，中药不良反应少的观点是不正确的，可能只是缺少大量充分的临床证据资料，不良反应情况不明确，而不是不良反应少。而且，目前中药提取物作为该病的治疗药物尚缺少足够的循证医学证据，不建议将重酒石酸卡巴拉汀胶囊停换成中药治疗。如果青睐传统医学，建议到中医医院就诊，不可自行换药。

Q8 肝肾功能不好的患者使用卡巴拉汀需要降低剂量吗？

答： 需要根据评估肝肾功能情况来决定患者服用卡巴拉汀的剂量。肾功能损伤或轻、中度肝功能损伤患者不必调整剂量，但需要根据个体耐受性递增推荐剂量且进行密切监测。此外，严重肝脏损害的患者禁用卡巴拉汀。

Q9 老年痴呆患者长期服用美金刚,感冒期间其能与常见的感冒药(如酚麻美敏片)一起用吗?

答： 由于感冒药中含有的右美沙芬、金刚烷胺等成分,与美金刚同属 *N*-甲基-*D*-天冬氨酸受体拮抗剂,它们作用的受体系统相同,合用会增加药物不良反应的发生率和严重程度,因此,美金刚不可以和含右美沙芬或金刚烷胺的感冒药一起服用。

Q10 改善阿尔茨海默病患者认知症状可用哪些药物?

答： 2010年欧洲神经病学联盟发布的《阿尔茨海默病诊疗指南》、2008年美国神经病学会发布的《美国痴呆最新药物治疗临床操作指南》及2007年美国精神病学会发布的《阿尔茨海默病诊疗指南》均一致推荐乙酰胆碱酯酶抑制剂如多奈哌齐、卡巴拉汀、加兰他敏等和谷氨酸 *N*-甲基-*D*-天冬氨酸受体拮抗剂如美金刚为阿尔茨海默病的一线治疗药物,无论病理机制还是临床大量的研究均验证了这两类治疗药物的有效性和安全性。但其均应在医师指导下使用。

Q11 盐酸美金刚片嚼碎服用会不会影响药效?

答： 对于一些特殊剂型的制剂如肠溶剂、缓释剂、控释剂等是不能掰开或研碎服用的。肠溶剂掰开或研碎服用会增加对胃的刺激或导致药物在胃液作用下失效。缓释剂、控释剂掰开或研碎会破坏药物结构,导致药物快速完全释放,不但不能发挥其持久释放药物的作用,还可能因短时间内药物浓度过大而带来严重后果。如果不是特殊制剂就可以嚼碎,所以在服用药物之前请患者或其家属仔细阅读说明书,看清楚药物是否属于特殊剂型的制剂。盐酸美金刚片为薄膜衣片,可以嚼碎服用。

Q12 美金刚与多奈哌齐可以一起服用吗?

答: 美金刚是非选择性 N-甲基 -D-天冬氨酸受体拮抗剂,多奈哌齐是胆碱酯酶抑制剂,这两个药是通过不同的作用机制来治疗阿尔茨海默病的,所以这两种药可以一起服用,服用前请咨询专科医师。

Q13 治疗混合性痴呆可用哪些西药?

答: 混合性痴呆指既有老年性痴呆又有血管性痴呆或其他类型痴呆。治疗混合性痴呆可用加兰他敏、卡巴拉汀、美金刚。此外,还可以使用药物对心脑血管系统和其他因素进行干预,如使用他汀类降脂药物、抗血小板药物等。所述药物应在医师指导下使用。

Q14 老年痴呆患者使用镇静催眠药物为何要慎重?

答: 早期的老年痴呆患者可有情绪及行为的改变,为了有利于患者平稳思想、调节睡眠,可以适当地应用镇静催眠药物,如地西泮、氯硝西泮、艾司唑仑等。镇静催眠药物本身虽然不能治疗老年痴呆症,但能够对症治疗老年痴呆过程中出现的某些症状。镇静催眠药物在老年痴呆的中晚期,如已经卧床不起、出现言语杂乱、生活不能自理的患者使用时就要慎重,以防忽视出现的症状。所有镇静催眠药物都有一定的副作用,如过度镇静、成瘾性、损伤肝功能、心动过速等。虽然镇静催眠药中的苯二氮䓬类药物副作用少,应用较安全,但老年人的肝脏解毒功能降低,肾脏排泄功能减退。所以,老年人应用镇静催眠药物时应特别注意,使用药物的剂量应减少,应用间隔时间要延长。

Q15 老年痴呆患者需要一直吃药吗?

答: 研究发现,持续使用抗痴呆药物有助于延长老年痴呆患者的寿命。53%老年痴呆患者在5年随访期内死亡,其死亡风险与服药持续时间显著相关,即服药时间越长死亡率越低。此外,老年痴呆和高血压、糖尿病等慢性疾病一样,需要终身服药治疗。不同的是,高血压、糖尿病等慢性疾病只需坚持合理用药,血压或血糖一般能控制在正常范围,而老年痴呆患者即使坚持用药,其疗效也不能持久,需要及时调整剂量和用药方案。当出现以下情况时应咨询专科医师考虑是否需要停药:①不良反应超过潜在疗效;②没有疗效或从发病起始阶段病情加重的速度明显加快;③患者曾有一些获益表现,但之后出现一个更快速的恶化,在两次连续的随访中均记录到此现象,并能证实此种下降并不是中间发生的疾病所导致的,如颅内感染。

Q16 老年痴呆药物治疗能根治疾病吗?

答: 从目前的治疗水平上看,各种原因所致的老年痴呆还不能根治,只可能有不同程度好转,或者暂时抑制痴呆的发展。老年痴呆患者应积极地采用中西药物治疗,发挥患者的主观能动性,促使患者树立战胜疾病的信心,积极进行各种脑力和体力活动,有利于大脑功能抑制的解除,同时还要增加营养,注意饮食平衡,每餐不宜吃得过饱,最好七成饱。

Q17 药物治疗老年痴呆时应注意什么？

答： 凡是确诊为老年痴呆的患者，不论病程长短，都应该定时定量地使用药物进行治疗。但是，有些痴呆患者因受病态思维的支配，认为自己没有病，常常拒绝服药；有的患者有幻觉和多疑心理，认为家人给的是毒药，害怕被害而拒绝服药；有的患者因对自己的疾病丧失治疗信心，这种心态妨碍了患者的适时、适量用药，从而影响了治疗，引起病情波动、反复甚至恶化。因此，在给老年痴呆患者服用药物治疗时，应注意做好以下事项：消除患者顾虑；剂量不宜太大；注意药物之间的配伍禁忌，防止因药物的相互作用而导致病情的恶化；用药要遵医嘱；协助正确服药。

Q18 老年痴呆患者家属应怎样协助患者正确服用药物？

答： ①卧床患者、吞咽困难患者不宜吞服药片，最好研碎后溶于水中服用（特殊剂型除外）。昏迷的痴呆患者要下鼻饲管，应由胃管注入药物。②对伴有幻觉和自杀倾向的痴呆患者，家属一定要把药品管理好，放到患者拿不到或找不到的地方。③痴呆老人常忘记吃药、吃错药或忘记已经服过药又过量服用，所以老人服药时必须有人在旁陪伴，帮助痴呆患者将药全部服下，以免遗忘或错服。④痴呆患者服药后常不能诉说其不适，家属要细心观察患者有何不良反应，及时咨询医师是否需要调整给药方案。

罗 欢

疾病五　周围神经系统疾病

疾病概述

概述

　　周围神经系统包括嗅神经、视神经以外的10对脑神经、31对脊神经、自主神经及其神经节和分支等。周围神经系统疾病所致的功能障碍，影响患者的日常生活甚至使患者丧失劳动能力，危害极大。造成周围神经病变的原因很多，包括外伤所致周围神经损伤、慢性神经卡压、炎性或免疫性神经病变、感染性神经病变、内分泌性神经病变、中毒性神经病变、血管性神经病变、周围神经鞘瘤及各种脑神经疾病、先天性疾病等。周围神经疾病中慢性疾病占多数，往往迁延不愈，致残率很高，给患者的工作、生活带来很大影响。

分类

　　周围神经系统是指位于脊髓和脑干软膜外的所有神经结构，所以其病变所导致的疾病多种多样，但是目前发病率较高的疾病主要有三叉神经痛、特发性面神经麻痹、急性炎症性脱髓鞘性多发性神经病（又名吉兰-巴雷综合征）。

🦋 发病原因

1. 三叉神经痛　　是最常见的脑神经疾病，其病因及发病机制至今尚无明确定论。

2. 特发性面神经麻痹　　本病病因和发病机制至今仍未十分清楚，一般情况下，骨质内的面神经管刚好能够容纳面神经，但由于受寒着凉、病毒感染和自主神经不稳定导致神经营养血管收缩缺血等各种原因，致使毛细血管扩张引起面神经水肿，使面神经受到压迫从而引起本病。

3. 吉兰-巴雷综合征　　本病病因尚未明确，可能是一种免疫介导疾病，目前认为可能是多种原因（空肠弯曲菌、巨细胞病毒、EB病毒感染等）引起的迟发性过敏性自身免疫性疾病。

🦋 临床表现

1. 三叉神经痛　　①性别与年龄：年龄多在40岁以上，以中、老年人为多。女性多于男性，约为3∶2。②疼痛部位：右侧多于左侧，疼痛由面部、口腔或下颌的某一点开始扩散。其疼痛范围绝对不超过面部中线，亦不超过三叉神经分布区域。③疼痛性质：如刀割、针刺、撕裂、烧灼或电击样剧烈难忍的疼痛甚至痛不欲生。④疼痛的规律：三叉神经痛的发作常无预兆，而疼痛发作一般有规律。每次疼痛发作持续数秒或1～2分钟骤然停止。初期起病时发作次数较少，间歇期亦长，随病情发展，发作逐渐频繁，间歇期逐渐缩短。

2. 特发性面神经麻痹　　可发于任何年龄段人群，其中男性多于女性。本病为急性起病，疾病初期可有侧耳后乳突区麻痹（耳朵后发麻）、耳内疼痛等，随着疾病进展，患者会出现一侧（偶见双侧）表情肌完全性瘫痪、同侧舌前2/3味觉丧失、听觉过敏等症状。

3. 吉兰-巴雷综合征　　此病可发于任何年龄段人群，发病前

1～4周有胃肠道或呼吸道感染症状，或近期有疫苗接种史。起病也多为急性或亚急性，首发症状为四肢完全性对称性弛缓性瘫痪及呼吸肌麻痹，也有患者感觉异常如烧灼感、麻木、刺痛和不适感，严重患者可见窦性心动过速、直立性低血压、高血压和暂时性尿潴留。

治疗选择

1. **三叉神经痛** 此病保守治疗可以使用药物，常用药物有卡马西平、苯妥英钠及巴氯芬等，也可以使用大剂量维生素B_{12}。另外，也可以尝试封闭疗法，或者经皮半月神经节射频电凝疗法。此外，本病手术治疗可以采取神经根部分切断术、微血管减压术等。

2. **特发性面神经麻痹** 药物治疗主要有以下几种：①糖皮质激素，对于所有无禁忌证的16岁以上患者，急性期尽早口服糖皮质激素治疗，可以促进神经损伤的恢复，改善预后。通常选择泼尼松或泼尼松龙口服，30～60毫克/天，连用5天，之后于5天内逐步减量至停用。②抗病毒治疗，急性期的患者根据情况尽早联合使用抗病毒药物和糖皮质激素，可能会有获益，特别是对于面肌无力严重或完全瘫痪者。抗病毒药物可以选择阿昔洛韦或伐昔洛韦，如阿昔洛韦口服，每次0.2～0.4克，每天3～5次；或者伐昔洛韦口服，每次0.5～1.0克，每天2～3次；疗程为7～10天。③神经营养剂，临床上通常给予B族维生素，如甲钴胺和维生素B_1等。除药物治疗外，特发性面神经麻痹也可以采取手术治疗和神经康复及针灸和理疗等方法治疗。

3. **吉兰-巴雷综合征** 治疗包括血浆交换、静脉注射免疫球蛋白、辅助呼吸、对症治疗、预防并发症等。静脉注射免疫球蛋白应在出现呼吸肌麻痹前尽早施行，成人剂量为0.4克/(千克·天)，连用5天。

🍎 预后

1. 三叉神经痛　　预后需根据患者选择治疗方法的不同而有所区别。部分患者进行口服药物可使症状在一段时间内得到明显改善,部分患者数月或数年内病情缓解不再发生疼痛,但也有部分患者病情反复迁延不愈。

2. 特发性面神经麻痹　　预后一般良好,常在起病1~2周后开始恢复,多数患者在数周内恢复。少部分病例可复发,复发次数越多,完全恢复的可能性越小。如恢复不完全,可能留下面瘫后遗症。

3. 吉兰-巴雷综合征　　大多数患者经积极治疗后预后良好,轻者多在1~3个月好转,数月至1年完全恢复,部分患者可有不同程度的后遗症。重症患者的肢体瘫痪很难恢复,常因呼吸肌麻痹、延髓麻痹或肺部并发症死亡。少数病例可复发。

药 物 治 疗

🍎 治疗目标

周围神经系统疾病的治疗目标为控制发作或最大限度地减少发作次数,使患者保持或恢复原有的生理、心理和社会功能状态。

🍎 常用药物

1. 三叉神经痛　　治疗三叉神经痛的常用药物见表5。

2. 特发性面神经麻痹　　治疗特发性面神经麻痹的常用药物见表6。

3. 吉兰-巴雷综合征　　治疗吉兰-巴雷综合征的常用药物见表7。

表5　治疗三叉神经痛的常用药物

常用药物	主要作用	禁忌证	服用时间	不良反应	储存条件
卡马西平	用于三叉神经痛和舌咽神经痛发作，亦用作三叉神经痛缓解后的长期预防性用药	有房室传导阻滞、血清铁严重异常发作、骨髓抑制，能不全等病史者禁用	餐后服用	①中枢神经系统的反应，表现为视物模糊、复视、眼球震颤。②因刺激抗利尿激素分泌引起水的潴留和低钠血症。③Stevens-Johnson综合征或中毒性表皮坏死溶解症、皮疹、荨麻疹、瘙痒等	遮光、密封保存
奥卡西平	用于三叉神经痛和舌咽神经痛发作	已知对该药中任何成分过敏者和房室传导阻滞者禁用	空腹或随餐服用	常见不良反应为嗜睡、头痛、头晕、复视、胃肠功能障碍、皮疹、共济失调、眼球震颤、易激惹等	30℃以下密封保存
巴氯芬	用于治疗三叉神经痛及其造成的面部痉挛	有精神障碍、消化性溃疡和括约肌张力高的患者慎用	空腹或随餐服用	用药过量主要表现为中枢神经系统抑制、惊厥等	30℃以下密封保存
拉莫三嗪	用于三叉神经痛和舌咽神经痛发作	已知对拉莫三嗪和该药中任何成分过敏的患者禁用	餐后服用	常见头痛、头晕、嗜睡、视物模糊、复视、共济失调、皮疹、恶心、呕吐等	密闭、干燥处保存
托吡酯	用于三叉神经痛和舌咽神经痛发作	已知对该药过敏者禁用	空腹或随餐服用均可	主要不良反应包括头晕、疲劳、眼震、复视、眼睑、嗜睡、情绪不稳、抑郁、共济失调、食欲减退、失语、注意力障碍、意识模糊	避光、干燥、室温密闭保存

表6 治疗特发性面神经麻痹的常用药物

常用药物	主要作用	禁忌证	服用时间	不良反应	储存条件
泼尼松	用于感染性疾病，病毒感染等造成的面神经炎等，也可用于自身免疫性疾病；具有抗炎、抗休克作用	有严重精神病史、活动性胃、十二指肠溃疡，新近胃肠吻合术后，较重的骨质疏松，明显的糖尿病，严重的高血压，未能用抗菌药物控制的病毒、细菌、霉菌感染，肾上腺皮质功能亢进的患者及妊娠期妇女禁用。病毒性感染患者慎用	餐后服用	医源性库欣综合征面容和体态、并发感染，胃肠道刺激（恶心、呕吐）、胰腺炎、消化性溃疡或肠穿孔，欣快感、激动、不安、谵安、定向力障碍，也可表现为抑制	遮光，密封保存
阿昔洛韦	抗病毒药，可用于单纯疱疹病毒感染、带状疱疹病毒感染等	①对该品有过敏史者禁用；②肝、肾功能异常者需慎用；③妊娠期妇女勿口服或静脉注射，可外用	空腹或随餐服用	长期口服出现关节疼痛、腹泻、头痛、恶心、呕吐、晕眩。短程用药少见食欲减退。注射用药常见轻度头痛，少见多汗	30℃以下密封保存
巴氯芬	用于治疗三叉神经痛及其造成的面部痉挛	有精神障碍、消化性溃疡和括约肌张力高的患者慎用	空腹或随餐服用	用药过量主要表现为中枢神经系统抑制，惊厥等，停药时应逐渐减量	30℃以下密封保存
甲钴胺	用于治疗缺乏维生素B12引起的巨幼细胞性贫血，也用于周围神经炎	对本品过敏者禁用	空腹或餐后服用均可	偶见皮疹、头痛、发热、出汗，肌内注射部位疼痛和硬结。可引起血压下降，呼吸困难等严重过敏反应	见光易分解，开封后立即使用同时应避光

表7　治疗吉兰-巴雷综合征的常用药物

常用药物	主要作用	禁忌证	服用时间	不良反应	储存条件
丙种球蛋白	主要治疗先天性丙种球蛋白缺乏症和免疫缺陷病,也可用于哮喘、过敏性鼻炎、湿疹等内源性过敏性疾病和感染性疾病、病毒感染造成肝炎等。另外,还可用于吉兰-巴雷综合征	对免疫球蛋白过敏或有其他严重过敏史者,有IgA抗体的选择性IgA缺乏者禁用,发热患者禁用或慎用	3周1次注射	可能发生类过敏反应,如不适,荨麻疹、咳嗽、发热、严重者出现过敏性休克等副作用	遮光,密封,冷藏
泼尼松	用于自身免疫性疾病、感染性疾病、病毒感染造成的面神经炎等具有抗炎、抗休克作用	有严重的精神病史、活动性胃、十二指肠溃疡,较重的骨质疏松、明显的糖尿病、严重高血压,未能用抗菌药物控制的感染,肾上腺皮质功能亢进的患者及妊娠期妇女禁用	早晚服用或注射	医源性库欣综合征和体态,并发感染,胃肠道刺激(恶心、呕吐)、胰腺炎、消化性溃疡或肠穿孔,欣快感、激动、不安、谵安、定向力障碍,也可表现为抑制	遮光,密封保存
甲钴胺	用于治疗缺乏维生素B$_{12}$引起的巨幼细胞性贫血,也用于周围神经病	对本品过敏者禁用	空腹或餐后服用均可	偶见皮疹、头痛、发热感、出汗、肌内注射部位疼痛和硬结,可引起血压下降、呼吸困难等严重过敏反应	见光易分解,开封后立即使用的同时应避光

🌱 联合用药注意事项

治疗三叉神经痛常用药物卡马西平禁用于房室传导阻滞者、药物成分过敏者、有骨髓发育不良史或肝性血卟啉病史者。由于卡马西平还是一种肝药酶诱导剂，可以加速多种药物在体内的代谢，从而降低其他药物的血药浓度，如氯丙嗪、氯氮平、他汀类药物等，同时与丙戊酸钠、拉莫三嗪合用会增加药物的毒性，因此使用时需慎重、合用时应咨询医师调整这些药物剂量。联合用药时应注意避免使用两种化学结构类同、药理作用相同的药物。

激素类（如泼尼松）不宜和非甾体抗炎（如非选择性非甾体抗炎药如对乙酰氨基酚、布洛芬）等药物合用，否则易导致消化道溃疡。与三环类抗抑郁药合用可使糖皮质激素引起的精神症状加重。

🌱 特殊人群用药指导

1. 儿童患者用药指导　　三叉神经痛儿童发病较为少见，但使用治疗药物时也应该注意用药安全，如卡马西平等抗癫痫药一般由小剂量开始逐渐加量至出现疗效。儿童面瘫则多用B族维生素营养神经。儿童的激素使用剂量以泼尼松计算是每天每千克体重2毫克，当然这个体重是指"标准体重"。例如，一个6岁儿童的标准体重是20千克，还有一些患儿长期营养不良而导致消瘦，可能体重只有15千克，这时候就要按照孩子的实际体重来计算药量（每天每千克体重2毫克）。

2. 老年患者用药指导　　糖皮质激素被广泛用于面瘫及吉兰-巴雷综合征患者的治疗中。然而，老年人在增龄过程中可出现骨质疏松和器官萎缩等一系列表现，当老年人本身有生理性老化的骨质疏松存在时，再加上激素的致骨质疏松作用，常可造成骨折或骨坏死及肌萎缩所致的肌无力和疼痛。

老年人患有比较常见的如高血压、糖尿病、泌尿系感染等疾病时，应用激素都可诱发或加重其病情。因此，老年人疾病的治疗尽量不用激素，在家庭购药治病时尤应切记这一点。

3. 女性患者用药指导

（1）育龄期女性患者的用药指导

1）育龄女性若尚未准备妊娠者，其服用药物最应该注意的是所服用的药物是否会对于其服用的避孕药物产生影响，在治疗周围神经系统疾病所使用的药物中，具有酶诱导作用的抗癫痫药和避孕药之间的相互作用已被证实，因此育龄期妇女使用具有酶诱导作用的抗癫痫药时，建议增加口服避孕药的剂量或采取其他避孕方法。

2）还有一些药物会影响女性生育能力。例如，长时间服用糖皮质激素可能会造成月经紊乱，影响脑下垂体分泌足够的促卵泡成熟激素和黄体生成素，使排卵异常，备孕期间慎用。

（2）妊娠期患者的用药指导

1）阿昔洛韦属抗病毒用药。抗病毒药物一般是抑制病毒DNA的复制，但同时对人体细胞的DNA聚合酶也有抑制作用，从而影响人体DNA的复制。所以，妊娠期在使用各种抗病毒外用药时应慎重。

2）肾上腺皮质激素类药物具有抗炎、抗过敏作用，如治疗药疹、接触性皮炎的药物如醋酸泼尼松片、地塞米松片、哈西奈德溶液等。但是，妊娠期妇女大面积使用或长时期外用时，可造成胎儿肾上腺皮质功能减退。

（3）哺乳期患者用药指导：大多数药物可以通过乳汁分泌而进入婴儿体内，哺乳期应该尽量避免服用任何药物，以免通过乳汁影响到孩子，其中：

1）不推荐此类患者使用抗癫痫药物如卡马西平治疗三叉神

经痛,某些婴儿通过吃奶而摄入一定量的抗癫痫药物,会导致:①婴儿出现镇静作用,喂养困难,甚至呼吸困难。②某些婴儿因特异性过敏体质而对抗癫病药出现变态反应,而且不像成人那样容易被发现。③婴幼儿对抗癫痫药的代谢可能非常慢,因而造成药物蓄积中毒。④抗癫痫药可能干扰脑的发育和成熟。因此,女性癫痫患者在哺乳期,特别是哺乳初期,最好不要服用毒副反应较强的抗癫痫药物。如果怕出现较严重的癫痫病发作,在用药时一定要做到慎重的选择。若患者停药后可能出现较严重的发作,不服药也不是最好的办法。较好的办法是停止母乳喂养,并有计划地将乳母和婴儿隔离。这样,既保证了婴儿不受抗癫痫痫药的伤害,也可保证出现发作时不给婴儿带来危险。要明确诊断根据病情决定如何用药,尤其要考虑到哺乳期或妊娠期妇女的用药特点及剂量,最好在医生的指导下用药。

2)阿昔洛韦在乳汁中的浓度为血药浓度的0.6～4.1倍,虽未见报道对婴儿会产生特殊不良反应,但是此药物水溶性差,易析出结晶堵塞肾小管,引起血尿,急性肾衰竭等情况,对婴儿不利,故不建议哺乳期妇女使用。

3)虽然甲钴胺在动物试验中未表现致畸作用,但其对妊娠期妇女的安全性尚不明确。尚不明确甲钴胺是否通过妇女乳汁分泌,但动物试验报告甲钴胺可通过乳汁分泌。本品在哺乳期妇女的安全性尚不明确,故哺乳期妇女慎用。

4)生理剂量或低药理剂量的糖皮质激素(每天可的松25毫克或泼尼松5毫克,或更少)对婴儿一般无不良影响。但是,若乳母接受药理性大剂量的糖皮质激素,则不应哺乳,由于糖皮质激素可由乳汁中排泄,对婴儿造成不良影响,如生长受抑制、肾上腺皮质功能受抑制等。

用药案例解析

案·例·1

　　病史：患者，女性，57岁。曾患有青光眼，已行手术治疗，今年由于"脸疼"去医院就诊，诊断为三叉神经痛，规律服用卡马西平片进行治疗。近期青光眼复发，服用碳酸酐酶抑制剂乙酰唑胺片治疗，服用2个月后的一天，在日常运动健身时发生骨折。

　　解析：卡马西平抗外周神经痛的作用机制可能与钙离子通道调节有关。长时间使用可能会导致血钙降低，钙流失，从而导致骨质疏松，此药与碳酸酐酶抑制剂乙酰唑胺合用时，其导致骨质疏松的风险会大大提高，所以二者不宜长时间合用，尤其是中老年患者。如果必须使用，则应该定时监测骨密度，加强营养，避免剧烈运动以免发生骨折。

案·例·2

　　病史：患者，男性，24岁。诊断为病毒感染导致的特发性面神经麻痹，服用阿昔洛韦片进行治疗，期间并发感冒喉咙疼痛，自行服用阿莫西林胶囊，3天后自觉腰部疼痛且尿液中有大量泡沫，遂前往医院进行尿检，结果显示蛋白尿与尿隐血阳性。

　　解析：阿昔洛韦与肾毒性药物合用可加重肾毒性，特别是肾功能不全者更易发生。例如，丙磺舒、β-内酰胺类抗生素（如青霉素、阿莫西林）可提高该药品的血药浓度。并且，丙磺舒可使该药的排泄减慢，半衰期延长，体内药物量蓄积。阿昔洛韦致急性肾衰竭一般是可逆性的,预防在于规范用药,按规定剂量给药,禁止静脉注射,静脉滴注至少1小时以上,给予充足水分,避免和其他肾毒性药物合用,监测肾功能及尿常规等。一旦发生急性肾衰竭应及时停药,进行水化治疗和适当的血液净化,辅以糖皮质激素、利尿剂、扩血管药(如地塞米松、氢氯噻嗪和卡托普利),并服用碳酸氢钠片碱化尿液等治疗,肾功能多能恢复正常。

案·例·3

病史:患者,男性,61岁。诊断为特发性面神经麻痹,服用抗病毒药物阿昔洛韦片治疗并同时加服甲钴胺片营养神经,10天后病情痊愈,阿昔洛韦片停药,因听他人说甲钴胺为一种维生素,故擅自继续加量服用甲钴胺片以达到"保健"目的,数月后,发现自己四肢无力,心动过缓,去医院诊断为低钾血症。

解析:甲钴胺片对损伤的神经组织修复作用很快,能够使神经功能在用药短期内迅速恢复。甲钴胺可有效地改善与下腰椎疾患相关的疼痛、麻木和其他神经症状。尽管甲钴胺片治疗周围神经病疗效确切,但患者在服用甲钴胺时切记勿盲目过量服用。长期服用甲钴胺可引起低血钾、高尿酸血症(可诱发痛风患者发病),特别是神经系统损害者,在诊断未明确前,不宜应用。另外,甲钴胺会不会产生耐药性还尚未清楚,因此患者们服用甲钴胺时应多加注意。

温馨提示

（1）使用糖皮质激素的患者应严格按医嘱规律服药，不可自行改变剂量或突然停药，否则会导致症状恶化加重。

（2）服药期间应注意定期复查血常规、肝肾功能，避免药物不良反应。

（3）加强对患者的心理状态进行引导有助于减低疾病复发的概率。

（4）吉兰 - 巴雷综合征康复期间要注意加强肢体、语言等功能康复训练，提高生活质量。

用药常见问题解析

Q1　药物能治好三叉神经痛吗？

答：药物治疗一般只能缓解三叉神经痛的症状，很难根治。例如，三叉神经痛的首选药物卡马西平只是暂时缓解疼痛，治标不治本，而且开始有效，后期逐步无效。另外，其副作用较大，不宜长期服药。目前，通过手术的方法可能会较为彻底地治疗三叉神经痛。

Q2　三叉神经痛患者使用药物时需要注意哪些？

答：许多三叉神经痛患者早期选择药物治疗，前期有效果，但随着服药时间的延长，药物控制疼痛的效果将越来越差。此时，很多患者便不断地增加药物剂量，药物的副作用也逐步显现出来，可表现为眩晕、嗜睡、反应迟钝等，同时可引起肝功能损害、白细胞下降。这时候就应该停止药物治疗，选择其他治疗方法。

Q3 偏方可以治愈面瘫吗？

答： 中医有着几千年的历史，流传于民间治疗面瘫的偏方有很多，如外敷膏药、麝香灸疗、涂抹黄鳝血、生吃蝎子粉等。不可否认的是，这些偏方肯定治好了一些面瘫患者，否则也不会流传至今。但面瘫的病因各异，病情不同，用同一个方子去治疗所有的面瘫患者，肯定是有失偏颇的。临床上经常有一些患病数月仍未完全缓解症状的患者，询其治疗过程，只是仅采用了外敷膏药或什么其他的偏方，结果耽误了准确、全面的治疗，从而留下后遗症。很多偏方仅仅是对某些病情适用，所以应辨证论治，个体化治疗，不能一概而论，用于所有的患者。

Q4 长时间服用激素药物有什么危害？

答： 长期服用激素会导致人体免疫系统的免疫水平降低；骨骼内钙质流失，干扰身体电解质的平衡，特别是引起钾元素及其他微量元素的丢失。长期使用激素还会导致激素在身体内的蓄积，停药后对人体内分泌系统的调整也会十分缓慢。长期使用激素还会导致胃肠道消化系统的损害，有诱发溃疡病的可能。同时激素还会增高血糖，加之其抑制免疫细胞从而导致频繁感染。总之，能不使用激素就不使用，能短期使用就不拖长使用时间。激素的使用必须在医师的指导下进行。绝不主张擅自使用激素。

Q5 卡马西平会造成哪些严重的不良反应？怎么预防？

答： 卡马西平可能会导致严重的大疱性表皮松解坏死型药疹。此病起病急，皮疹初起于面部、颈部、胸部，出现深红色、暗红色及略带铁灰色斑，很快融合成片，发展至全身。斑上出现大小不等的松弛性水疱及表皮松解，可以用手指推动，稍用力表皮即可擦掉，如烫伤样表现。黏膜也有大片坏死剥脱。全身中毒症状严重，伴有高热和内脏病变。如抢救不及时，可死于感染、毒血症、肾衰竭、肺炎或出血。所以，服用卡马西平前要确定是否对其过敏，另外用药期间应注意监测血药浓度，根据检验结果及时调整剂量。如出现皮肤荨麻疹等过敏样症状，应及时去医院进行治疗。

Q6 服用拉莫三嗪治疗三叉神经痛，生活中要注意什么？

答： 拉莫三嗪是一种作用于神经细胞的药物，所以其不良反应也主要与神经系统有关，其中就有服用拉莫三嗪可以造成嗜睡的情况，所以服用期间不宜进行高空作业及驾驶等需要高度注意力的活动，而且服用拉莫三嗪期间的女性最好不要使用炔雌醇和左炔诺孕酮等避孕药物，因为后者可以加速拉莫三嗪的代谢，从而降低疗效。

Q7 三叉神经痛除了药物治疗之外还可以怎么做？

答： （1）饮食护理：患者由于疼痛剧烈，发作频繁，往往不敢说话、漱口和进食甚至出现自杀行为，故应耐心做好思想工作，消除患者紧张情绪，给予全流质或半流质饮食，鼓励患者争取在发病后的时间内多进饮食，以保证营养和增强体质。

（2）口腔护理：由于不敢说话、漱口和进食，口腔卫生甚差，患者应每天早晚和饭后用生理盐水和复方硼砂含漱液漱口，加强口腔清洁，预防感染和溃疡等并发症。

（3）皮肤清洁：发作时，为了减轻疼痛，患者常揉搓患侧面颊部,从而易导致该处皮肤的破溃和感染,因此要保持该处皮肤的清洁卫生,防止感染的发生。

(4)发作频率:注意观察疼痛的发作频率,发作时间和间隔期的长短,以便更好地做好饮食、口腔和皮肤的护理。

Q8 市面上甲钴胺片与甲钴胺分散片有什么区别? 哪一种效果更好?

答: 甲钴胺片和甲钴胺分散片的成分、作用相同,只是剂型不同。甲钴胺片和甲钴胺分散片的成分都是甲钴胺,适用于周围神经病。分散片在水中可迅速崩解均匀分散,相对于普通片剂、胶囊剂等固体制剂,其具有服用方便、崩解迅速、吸收快和生物利用度高等特点。

杨满琴　张梦翔

疾病六　头　痛

―――――――――― 疾 病 概 述 ――――――――――

概述

　　头痛是临床最常见的症状，通常局限于头颅上半部，包括眉弓、耳轮上缘和枕外隆突连线以上部位，不包括面部疼痛。头痛病因繁多，神经痛、颅内感染、颅内占位病变、脑血管疾病、颅外头面部疾病及全身疾病（如急性感染、中毒）等均可导致头痛。

分类

　　根据头痛发生病因，国际头痛协会于2013年制定的《头痛疾患的国际分类第三版》(ICHD-Ⅲ) 将头痛分为三大类：①原发性头痛，包括偏头痛、紧张性头痛、三叉神经自主神经性头痛（包括丛集性头痛）及其他原发性头痛等。②继发性头痛，包括头颈部血管性疾病、颅内非血管性疾病、某种物质或物质戒断性、感染、内环境紊乱、面颈部器官疼痛、精神性因素等多种原因所致的头痛。③痛性脑神经病、中枢性和原发性面痛、其他颜面部结构病变所致头痛及其他类型头痛。

🍎 发病原因

引起头痛的病因众多,大致可分为原发性和继发性两类。原发性头痛也可称为特发性头痛,常见的如偏头痛、紧张性头痛、丛集性头痛等。原发性头痛的原因往往尚不明确,不能归因于某一确切病因,有遗传因素、生化因素、精神因素、生理病理因素、药物因素、食物因素、环境因素等。继发性头痛病因可涉及各种颅内病变如脑血管疾病、颅内感染、颅脑外伤,全身性疾病如发热、内环境紊乱及滥用精神活性药物等。

🍎 临床表现

头痛程度有轻有重,疼痛时间有长有短。疼痛形式多种多样,常见胀痛、闷痛、撕裂样痛、电击样疼痛、针刺样痛,部分伴有血管搏动感及头部紧箍感,还有恶心、呕吐、头晕等症状。继发性头痛还可伴有其他系统性疾病症状或体征,如感染性疾病常伴有发热,血管病变常伴偏瘫、失语等神经功能缺损症状等。头痛依据程度不同产生不同危害,病情严重可使患者丧失生活和工作能力。

🍎 治疗选择

头痛治疗包括药物治疗和非药物治疗两部分。治疗原则包括对症处理和原发病治疗两方面。原发性头痛急性发作和病因不能立即明确的继发性头痛可给予止痛、止吐等对症治疗。对于病因明确的继发性头痛应尽早去除病因,如颅内感染应抗感染治疗、颅内高压者宜脱水降颅内压、颅内肿瘤需手术切除等。本书主要介绍偏头痛、紧张性头痛、丛集性头痛等原发性头痛的治疗。

1. 偏头痛的治疗　缓解紧张是处理偏头痛的重要内容。有关偏头痛的治疗方法主要有非药物和药物两种：①头痛非药物治疗包括物理磁疗法、局部冷（热）敷、吸氧、针灸等。②药物治疗包括症状治疗和预防治疗。症状治疗是指头痛发作时治疗以缓解头痛及恶心、呕吐等伴随症状为主；预防治疗是指为了减少预期头痛发作的频率和严重程度，给予发作频繁患者药物治疗。

2. 紧张性头痛的治疗

（1）治疗用药：在治疗紧张性头痛的药物选择上多采用温和的非麻醉性止痛药，借以减轻症状，主要是非甾体抗炎药，可选择对乙酰氨基酚、阿司匹林、双氯芬酸、酮洛芬或布洛芬等。紧张性头痛使用止痛药物需要遵循的原则：①在头痛的初期足量用药。②对每月发作少于15天的偶发性紧张性头痛和频发性紧张性头痛可在头痛发作时使用止痛药物；对每月发作大于15天的慢性紧张性头痛不建议使用止痛药物，而用预防性药物替代。

（2）预防用药：最主要的预防性药物是抗抑郁药，应首选阿米替林，次选去甲肾上腺素再摄取抑制剂如文拉法辛或去甲肾上腺素抗抑郁药米氮平。三环类（如去甲替林、氯米帕明、普罗替林）、四环类（如马普替林、米安色林）也可选用。

3. 丛集性头痛的治疗　丛集性头痛持续数周至数月，其病程分为发作期和缓解期。发作期可采用面罩吸氧和曲坦类药物治疗，还可使用麦角碱类药物或表面局部麻醉治疗。缓解期可根据头痛分型、严重程度等选用不同药物进行预防性治疗；若所有药物治疗的疗效均欠佳，可考虑用皮质激素和麻醉剂行头痛侧的枕神经封闭治疗等。

预后

原发性头痛得到控制的机会较大，无明显脑功能损伤的头痛预后较好；继发性头痛有颅内病变如脑血管疾病、颅内感染、颅脑外伤，全身性疾病如发热、内环境紊乱及滥用精神活性药物等，应消除发病原因，解除头痛，否则预后较差。

药 物 治 疗

治疗目标

头痛急性发作期治疗的目的是迅速缓解疼痛、消除伴随症状并恢复日常功能，预防性治疗的目的是降低发作频率、减轻发作程度、减少功能损害、增加急性发作期治疗的疗效。实现疗效和潜在的药物不良反应之间的平衡，恢复社会功能，提高患者的生活质量。

常用药物

治疗头痛的常用药物见表8。

联合用药注意事项

原发性头痛的治疗，常用非甾体抗炎药、5-HT受体激动药、麦角胺类、抗抑郁药、钙离子拮抗剂、β受体阻滞剂预防和治疗头痛症状。联合用药注意事项：

1. 使用非甾体抗炎药物应注意　①非甾体抗炎药与其他解热、镇痛、抗炎药物同用时可增加不良反应，应避免同时使用。②（复方）对乙酰氨基酚与苯巴比妥或解痉药（如颠茄）长期联用可致肝脏损害，故不应同服。③双氯芬酸可增加地高辛与含锂制剂的血浆浓

表8 治疗头痛的常用药物

常用药物	主要作用	禁忌证	服用时间	不良反应	储存条件
(复方)阿司匹林	非甾体抗炎药,用于头痛、神经痛、牙痛、痛经、肌肉痛,关节痛等	对阿司匹林或其他非甾体抗炎药及咖啡因类药物过敏者,活动性消化性溃疡及其他因原因所致消化道出血者禁用	与食物同服或用水冲服	恶心、呕吐、上腹部不适或疼痛等胃肠道反应,长期或大量应用时可发生胃肠道出血或溃疡	密封,干燥处保存
布洛芬	用于减轻中度疼痛,如关节痛、神经痛、肌肉痛、偏头痛、头痛、痛经、牙痛	对本品及其他解热、镇痛抗炎药物过敏者,妊娠期及哺乳期妇女、活动期消化道溃疡患者禁用	饭后服用	恶心、呕吐、胃烧灼感或轻度消化不良等	密闭保存
(复方)对乙酰氨基酚	用于缓解轻至中度疼痛,如头痛、关节痛、偏头痛、牙痛、肌肉痛、神经痛、痛经	溶血性贫血史者,严重肝肾功能不全者禁用	饭后服用	白细胞缺乏症、正铁血红蛋白血症和血小板减少症及厌食、恶心、呕吐、皮疹等其他过敏反应	密封,干燥处保存
双氯芬酸钠	用于急性的轻、中度疼痛,活动性损伤如手术、创伤、劳损后等的疼痛及原发性痛经、牙痛、头痛等	对本药或同类药过敏者,活动性溃疡或血小板减少症者,哮喘出血体质者、重度心力衰竭者,冠状动脉搭桥术手术围手术期禁用及哺乳期妇女、儿童禁用	饭后服用	头痛、头晕、眩晕、恶心、呕吐、腹痛、便秘、腹泻、胃烧灼感、胃气胀、食欲减退、消化不良等胃肠道反应、血清谷氨酸草酰乙酸转氨酶、血清谷氨酸丙酮转氨酶升高等	遮光,密闭,置于干燥处保存
盐酸氟桂利嗪	钙离子拮抗药,用于典型(有先兆)或非典型(无先兆)偏头痛的预防性治疗	有抑郁症病史、帕金森病或其他锥体外系疾病症状的患者禁用	睡前服用	嗜睡、倦怠、失眠、焦虑及胃烧灼感、食量增加等	避光、密闭保存

续表

常用药物	主要作用	禁忌证	服用时间	不良反应	储存条件
尼莫地平	钙离子拮抗药，用于预防和治疗由于蛛网膜下腔出血后脑血管痉挛引起的缺血性神经损伤及老年性脑功能损伤，偏头痛、突发性耳聋等	严重肝功能损害，心源性休克，心肌梗死急性期，妊娠及哺乳期妇女禁用	饭后服用	低血压，肝炎，皮肤刺痛，胃肠道出血，血小板减少，偶见一过性头晕，头痛，面部潮红，呕吐，胃肠不适等	避光，密封，置于干燥处保存
琥珀酸舒马普坦	5-HT受体激动剂，用于成人有先兆或无先兆偏头痛的急性发作	对本品过敏者，正在使用或2周内使用过单胺氧化酶抑制剂的患者，偏瘫所致头痛和椎基底动脉病变所致的头痛，雷诺综合征，未控制的高血压，冠心病，有缺血性卒中史，妊娠及哺乳期妇女，严重的肝功能肾功能不全，18岁以下和65岁以上的患者禁用；本品亦不得与其他$5-HT_1$激动剂（如麦角制剂）并用	医师指导观察下服用	血压升高，过敏反应，极少出现急性心肌梗死，致命性心律失常，脑出血，蛛网膜下腔出血，脑梗死等事件	避光，密闭保存
佐米曲普坦	钙离子拮抗药，用于伴有或不伴有先兆症状的中、重度偏头痛的急性治疗	对本品任何成分过敏者及血压未控制的患者禁用	医师指导观察下服用	偶见恶心，头晕，嗜睡，温热感，无力，口干，感觉异常或感觉障碍已见报道，咽喉部，颈部，四肢及胸部可能出现沉重感，紧缩感和压迫感，还可出现肌痛、肌肉无力	避光，密闭保存

续表

常用药物	主要作用	禁忌证	服用时间	不良反应	储存条件
麦角胺咖啡因	麦角胺类，主要用于偏头痛，能减轻其症状，无预防和根治作用，只宜头痛发作时短期使用	活动期溃疡病，冠心病，严重高血压，甲状腺功能亢进，闭塞性血栓性脉管炎，肝功能损害，肾功能损害及对本药过敏者均禁用	医师指导观察下服用	手、趾、脸部麻木和刺痛感，脚和下肢肿胀、肌痛	密封保存
曲唑酮	抗抑郁药，主要用于治疗各种类型的抑郁症和伴有抑郁症状的焦虑患者及药物依赖者戒断后的情绪障碍	对盐酸曲唑酮过敏者，肝功能严重受损，严重的心脏疾病或心律失常者，意识障碍者禁用	睡前服用	嗜睡、疲乏、头晕、失眠、紧张和震颤及视物模糊，口干，便秘，少见直立性低血压（进餐时同时服药可减轻），心动过速，恶心，呕吐和腹部不适，极少数患者出现肌肉骨骼疼痛和多梦	遮光，密闭保存
阿米替林	抗抑郁药，用于治疗各种抑郁症，本品的镇静作用较强，主要用于治疗焦虑性或激动性抑郁症	严重心脏病，近期有心肌梗死发作史、癫痫、青光眼、尿潴留、甲状腺功能亢进，肝功能损害，对三环类药物过敏者及6岁以下儿童禁用	饭后服用，睡前服用	治疗初期可能出现抗胆碱能反应，如多汗、口干、视物模糊、排尿困难、便秘等，中枢神经系统不良反应可出现嗜睡、震颤、眩晕，可发生直立性低血压，偶见癫痫发作、骨髓抑制及中毒性肝损害等	遮光，密闭保存
美托洛尔	β受体阻滞剂，主要用于轻、中度原发性高血压；也用于劳力性心绞痛，心肌梗死后，心律失常等	使用胰岛素或其他降糖药者慎用	口服，每天1次，最好在早晨服用	心动过缓，低血压，眩晕，无力，运动量降低。少见失眠、噩梦，抑郁，低血糖，嗜喘，心力衰竭，房室传导阻滞，心动过缓	遮光，密封保存

续表

常用药物	主要作用	禁忌证	服用时间	不良反应	储存条件
普萘洛尔	β受体阻滞剂，用于高血压、劳力型心绞痛、室上性快速心律失常、室性心律失常等	支气管哮喘、心源性休克、重度心脏传导阻滞（Ⅱ～Ⅲ度房室传导阻滞）或急性心力衰竭、窦性心动过缓者禁用	可空腹或与食物共进	可出现眩晕、神志模糊、精神抑郁、神经系统不良反应、心率过慢，较少见的有支气管痉挛及呼吸困难、充血性心力衰竭等	遮光、密封保存
比索洛尔	β受体阻滞剂，用于高血压、充血性心力衰竭	过敏者、心源性休克、Ⅱ或Ⅲ度房室传导阻滞、病态窦房结综合征、明显窦性心动过缓和支气管哮喘禁用本品性心动过缓和支气管哮喘者禁用	应在早晨并可以在进餐时服用本品	可有疲倦、头晕、头痛、出汗、睡眠欠佳；偶见胃肠道反应、心动过缓、血压下降明显、传导阻滞、皮疹、红斑、肌痛、下肢肿胀	遮光、密封保存

度,减少肾对甲氨蝶呤的排泄,合用时应谨慎。④服非甾体抗炎药期间不得饮酒或含有酒精的饮料。⑤与地高辛、甲氨蝶呤、口服降血糖药物同用时,能使这些药物的血药浓度增高,因此不宜同用。⑥与呋塞米抗高血压同用时,可降低抗高血压药的降压效果,故不宜同用。

2. 使用5-HT受体激动药、麦角胺类、抗抑郁药应注意 ①5-HT受体激动药和麦角胺类均可作用于5-HT受体,可引起五羟色胺综合征,因此两者禁止配伍使用。②正在服用5-HT再摄取抑制药(包括抗抑郁药米氮平、曲唑酮、文拉法辛等)的患者联用曲马多、曲唑酮、右美沙芬、利奈唑酮,或者联用另一种5-HT药物如曲坦类、麦角胺类药物时,有引发五羟色胺综合征风险,如需使用应在医师指导下谨慎使用。③5-HT再摄取抑制药与阿司匹林等抗血小板药合用易导致出血。

3. 使用钙离子拮抗剂(如氟桂利嗪)应注意 氟桂利嗪与酒精、催眠药或镇静药合用时,可加重镇静作用;与苯妥英钠、卡马西平联合应用时,可以降低氟桂利嗪的血药浓度;在应用抗癫痫药物治疗的基础上加用氟桂利嗪可以提高抗癫痫效果;与β-受体阻滞剂联用,可能引起低血压、心动过缓;与阿司匹林等口服抗血小板药联用,可增加发生胃肠道出血的危险性。

4. 使用β受体阻滞剂(如美托洛尔)应注意 美托洛尔与钙离子拮抗剂(特别是维拉帕米)同用时,要警惕低血压、心率过缓等;美托洛尔亦可引起糖尿病患者血糖过低,故与降糖药同用时,须调整后者的剂量。

🐾 特殊人群用药指导

1. 儿童患者用药指导

(1)治疗:治疗儿童急性头痛时,一线疗法常使用非甾体抗炎药,推荐使用布洛芬;非甾体抗炎药使用无效时,可用舒马普坦鼻喷剂。对伴有严重恶心、呕吐的患者,可用口服制剂或栓剂的止吐药物,如多潘立酮(唯一可用于12岁以下儿童的止吐药)、异丙嗪栓剂。

(2)预防:预防性的药物治疗常使用β受体阻滞剂,如普萘洛尔,但要警惕其潜在的不良反应。

(3)注意:钙通道阻滞剂(如尼莫地平)、麦角胺类药物及α-肾上腺素激动剂(如可乐定)不推荐在儿童患者中使用。另外,据报道曲坦类口服制剂、阿米替林和托吡酯在治疗儿童偏头痛方面无效。

2. **老年患者用药指导**　　虽然大多数用于治疗头痛的药物可以用于老年患者,但药物不良反应、药物相互作用、多重用药和药物过度使用性头痛问题是老年头痛治疗中需要考虑的重要因素。老年患者的治疗方案可能因为个体的特点而受到限制,需要根据并发症情况进行合理调整。

(1)治疗:伴有胃肠道、肾脏和心血管疾病等并发症的老年患者,应谨慎使用非甾体抗炎药。阿片类药物和巴比妥类药物,具有药物滥用、依赖、药物过度使用性头痛和不良反应等风险,不应常规用于老年患者偏头痛的急性治疗。特异性药物包括曲坦类药物和麦角胺类药物,它们都具有血管收缩的特性,有较高血管危险风险的老年偏头痛患者严禁使用。

(2)预防:三环类抗抑郁药具有抗胆碱能药物的副作用,对老年患者造成一定困扰。文拉法辛比三环类抗抑郁药的副作用小,对心境障碍有效,有助于改善中老年女性偏头痛患者的围绝经期症状。

老年人易患老年痴呆、认知功能下降,丙戊酸钠、托吡酯这两种抗癫痫药可能会导致患者病情进一步恶化。

β受体阻滞剂应用于合并有高血压和心血管疾病的老年患者会加重窦性心动过缓,应谨慎使用。β受体阻滞剂还有疲劳、运动不耐受和低血压等不良反应,增加老年患者晕厥和摔倒的风险,应谨慎选择这类药物。

对于慢性偏头痛的老年患者,也可以使用注射肉毒杆菌毒素A、血管紧张素转换酶抑制剂(如赖诺普利)和血管紧张素受体阻滞剂(如坎地沙坦)、加巴喷丁、美金刚、褪黑素来预防治疗。

3.女性患者用药指导

(1)在绝大多数患者中,口服避孕药,尤其是口服低剂量的雌激素和孕酮,对偏头痛并无明显治疗作用。另外,女性偏头痛患者口服合成雌激素有诱发脑缺血的危险。因此,女性偏头痛患者应尽量服用最低剂量的雌激素。口服避孕药期间,若出现头痛加重及神经症状,则应停止服用。

(2)妊娠期、哺乳期偏头痛:大多数头痛治疗药物对于妊娠妇女均为禁忌,在启用任何治疗之前,需要评估风险及收益。对乙酰氨基酚可在整个妊娠期使用,其他非甾体抗炎药仅可在妊娠第二阶段后使用。难治性头痛可在产科会诊的前提下,使用甲泼尼龙静脉滴注治疗。曲坦类药物及麦角碱类均为禁忌。

🍲 用药案例解析

案·例·1

病史:患者,女性,32岁。从十几岁起开始发作头痛,每个月大约发作3次,表现为一侧眼眶后压迫性、搏动性、中到重度头痛,伴恶心、畏光、畏声和鼻塞;头痛持续约24小时,活动后头痛加重，须卧床休息，天气变化和月经可诱发头痛。患者叙述其母亲和两个姐妹也有类似头痛症状。患者长期在疼痛发作时自行服用止痛药不规律治疗，近日由于工作劳累导致发作频率明显增加，服用止痛片效果不佳，疼痛加剧，无法工作，影响睡眠，近日入院检查治疗。

解析：轻度偏头痛可以自愈，对健康没有影响；重度偏头痛可以致残甚至使患者失去工作生活能力。所以，从治疗的角度讲，要高度重视，疼痛发作应及时就医治疗。轻度头痛的患者可以尝试自行服用止痛药，但对于中重度头痛患者，由于大多数患者缺乏专业的医学知识，建议患者一定要在专科医师的指导下治疗。该患者诊断为无先兆性偏头痛。无先兆性偏头痛治疗可优先选用5-HT受体激动剂曲普坦类，预防无先兆性偏头痛可选用盐酸氟桂利嗪5～10毫克。该患者在医师的指导下予以舒马普坦治疗，同时加用盐酸氟桂利嗪（每晚5毫克）预防发作，建议患者注意休息，切勿劳累过度以免病情加重，患者遵医嘱服药并暂停工作休息两天，患者的偏头痛得到控制和好转。

案·例·2

病史：患者，男性，49岁。因反复发作性头痛10年，再发加重1个月就诊。患者10年前无明显诱因出现反复头痛，疼痛位于双侧额部、颞部，压迫性头痛，轻至中度，伴头晕，无恶心、呕吐、畏光、畏声等，每次持续约20小时。就诊前1个月发作频繁，疼痛程度加重，有时须服多种止痛药物，多处求医，效果不佳，患者痛苦不堪。

解析：患者服用的多种止痛药物多为非甾体抗炎药或阿片类止痛药，此患者符合紧张性头痛的诊断标准。对每月发作大于15天的慢性紧张性头痛不建议使用非甾体抗炎药止痛，而用预防性药物替代，紧张性头痛最主要的预防性药物是抗抑郁药，阿米替林是唯一被多项临床对照研究证实有效的药物，应作首选。建议患者一定要根据专科医师的指导，绝不能自己擅自选药、增加药物剂量或者联合第二种甚至更多的药物治疗。在医师的指导下，该患者应用阿米替林25毫克，每天2次。随访1年，患者头痛发作频率降低，且程度减轻，劳作正常。

案·例·3

病史：患者，男性，35岁。患发作性头痛6年，1～2年发作1次，常在春天发病，发作期约4周。本次头痛已10天，为左眼周围和左侧前额针刺样剧痛，伴结膜充血和左眼流泪、流涕。每次发作持续约45分钟。头痛发作时不能静卧，患者不停踱步，有时甚至重击头部，极其痛苦。典型头痛每天出现2次，一次在下午，另一次约在凌晨2:00，可从睡眠中疼醒。患者自购止痛药口服，无效。入院诊断为丛集性头痛，每天给予盐酸片、维拉帕米缓释片、泼尼松片口服，剂量递减，面罩吸氧15分钟后头痛缓解，坚持治疗1周，偷偷出院带药口服，未严遵医嘱，擅自停用盐酸维拉帕米缓释片，再次发作。

解析：常规止痛剂对丛集性头痛无效，没有证据表明对乙酰氨基酚、可待因或阿片类药物治疗丛集性头痛发作有效，因而应避免给予这些药物。患者头痛应先简单辨识类别,不可擅自购药处理。丛集性头痛发作时主要依靠吸入纯氧及肠外应用曲坦类药物,终止发作。目前,A级推荐为舒马普坦6毫克皮下注射,佐米曲坦5～10毫克滴鼻及100%纯氧吸入;B级推荐是舒马普坦20毫克滴鼻和佐米曲坦5～10毫克口服;C级推荐是10%可卡因滴鼻、10%利多卡因滴鼻及奥曲肽100微克皮下注射。丛集性头痛发作后,可用一些药物作为过渡期预防治疗,同时开始使用长期预防药物。过渡期预防治疗的功能是几乎立即终止丛集性头痛发作,如口服糖皮质激素(泼尼松每天60毫克,用3天,然后每3天减10毫克,共18天)和二氢麦角胺(1毫克皮下注射或肌内注射,每天2次,连用3天以上),维持疼痛缓解直至长期预防药物剂量增加并起效,尤其适用于发作频率很高者。维拉帕米是目前预防丛集性头痛的首选药物,起始剂量为80毫克,每天3次,用药前及用药期间(用药10天后每2周1次)要注意监测心电图,根据心电图(尤其是PR间期)调整剂量,通常每天增加80毫克,治疗量通常需要每天480毫克,最高剂量可达每天960毫克,有效后根据心电图变化维持治疗。注意严密观察维拉帕米的不良反应,主要有心脏传导阻滞、便秘、头晕及血管神经性水肿。发作周期一旦结束,维拉帕米可缓慢减量至停止,不可骤停。

温 馨 提 示

(1)中重度头痛患者不要自行盲目用药,一定要在专科医师的指导下规范药物治疗。

(2)丛集性头痛患者不要盲目自行停药,应遵医嘱用药。

用药常见问题解析

Q1 偏头痛患者经常服用止痛药有没有副作用？

答： 我们经常服用的止痛药其实多是非甾体抗炎药，如阿司匹林、布洛芬、萘普生、双氯芬酸等，这些止痛药，副作用小，患者耐受性往往很好。非甾体抗炎药对胃部有刺激作用，对65岁以上的患者风险更大。长期服用这一类的止痛药可以导致胃部损伤，轻则是胃黏膜炎症，重则消化道溃疡甚至消化道大出血。

Q2 哪些药物适用于轻中度偏头痛患者？

答： 对于能够完成日常活动但功能受损的轻中度偏头痛患者，轻度镇痛药是最优的选择，这类药物效果较好、成本较低，且与偏头痛特异性药物相比，较少引起不良反应。现有的证据支持应用对乙酰氨基酚、阿司匹林或联合镇痛药（阿司匹林＋对乙酰氨基酚＋咖啡因）来治疗轻中度偏头痛且无呕吐或严重恶心的患者。非甾体抗炎药在足够的剂量下也是有效的。

Q3 哪些药物适用于严重偏头痛患者？

答： 患有严重偏头痛的患者无法进行日常活动，且经常卧病在床。不能及时采取有效的治疗可能会增加患者的疼痛和残疾情况，因此应当给予偏头痛特异性药物治疗，如曲坦类药物和二氢麦角胺。曲坦类药物是一线的偏头痛特异性治疗药物，与麦角胺类药物相比，曲坦类药物更加有效，且较少引起恶心。目前,有高质量证据证实其疗效的药物包括舒马普坦的口服、皮下及鼻内粉剂及口服的那拉曲坦、佐米曲坦、利扎曲坦、依立曲坦、阿莫曲坦、夫罗曲坦。其中,口服剂型适用于无呕吐、轻中度恶心的患者,舒马普坦是唯一可以皮下注射的曲坦类药物,也是最快速、最有效的药物。此外,舒马普坦和萘普生的口服组合也是可以考虑的,有证据证实这两种药物连用可以起到更有效的偏头痛缓解作用。对于已知或疑似血管痉挛或缺血性血管疾病、未控制高血压、偏瘫型偏头痛、具有脑干先兆偏头痛的患者,禁用曲坦类药物。曲坦类药物的副作用包括肢体沉重、感觉异常、喉咙发紧等,可通过减量、更换药物和在偏头痛发作时尽早治疗来缓解。严重心血管反应是罕见的不良反应,但发生率低于四百万分之一。药物相互作用同样罕见。非口服的二氢麦角胺可以是舒马普坦的有效替代物,但有效性不太确定。冠状动脉疾病患者禁用二氢麦角胺。虽然布他比妥是一种使用较广泛的药物,但没有证据证实其疗效。

Q4 顽固性头痛可以服用中药来治疗吗?

答: 可以。顽固性头痛主要指现代医学的血管性头痛、神经性头痛、紧张性头痛。此病发病率较高,症状突出,发作频繁,给患者带来巨大痛苦,严重影响患者的生活质量。此类疾病辨证论治,其病因无论外感或内伤,总由头部经络受阻、气血运行不畅所致,组方以养血活血、通络止痛为主药,由川芎、天麻、僵蚕、当归、全蝎、白芍、钩藤等加减组成。请在中医师指导下组方使用。

Q5 妊娠期头痛怎么办? 用药物会对胎儿造成不良影响吗?

答: 大多数头痛治疗药物对于妊娠期妇女来说均为禁忌。对胎儿可能有影响的药物,请在医师指导下权衡利弊后再决定是否用药。妊娠期头痛主要分为偏头痛、紧张性头痛、丛集性头痛、子痫前期和子痫头痛。妊娠期头痛需要医师与患者的持续配合,积极预防。预防措施包括非药物性预防和药物性治疗。非药物性预防对所有患者有益处,包括有氧运动、生物反馈、放松训练、针灸、经皮神经电刺激、认知行为疗法、生活方式管理等。非药物性预防效果不佳者,可选择药物性治疗,如使用对乙酰氨基酚或低剂量的可待因进行积极治疗,但药物需要从最低剂量开始并逐步加量,直至其可有效减少头痛的发生或出现不能耐受的药物副作用。

(1)偏头痛的治疗:对于妊娠期急性发作的偏头痛,一线药物为对乙酰氨基酚,对胎儿安全,单独使用对乙酰氨基酚无效时,可考虑联合甲氧氯普胺或可待因或咖啡因和巴比妥。但每月使用巴比妥和可待因分别不能超过4天和9天,以避免药物过度使用引起的头痛。二线药物为非甾体抗炎药和阿司匹林,在妊娠中期使用是安全的。三线药物为阿片类药物,如吗啡、哌替啶等,阿片类药物对治疗伴恶心呕吐的偏头痛比较有效,需与神经科医师共同商定。

(2)紧张性头痛的治疗:对乙酰氨基酚和非甾体抗炎药是治疗妊娠期急性发作的紧张性头痛的一线和二线药物,当单药治疗无效时,可联合使用对乙酰氨基酚500毫克和咖啡因100毫克。当其他药物无效或存在使用非甾体抗炎药的禁忌证(如妊娠晚期禁用)时,可考虑巴比妥和可待因。

(3)丛集性头痛的治疗:妊娠期丛集性头痛的一线(吸氧)和

二线药物（曲坦类药物）治疗，如吸氧无效，可选择舒马普坦皮下注射或滴鼻治疗。妊娠期间维拉帕米和糖皮质激素也可用于预防治疗丛集性头痛。

（4）子痫前期和子痫头痛的治疗：对于严重子痫前期头痛或子痫后的头痛，其治疗包含在子痫前期和子痫的治疗中，其治疗目的是预防母体疾病进展、避免危及母儿的相关并发症、预防子痫抽搐的发生或再发抽搐。治疗上包括针对具体病情个体化的积极降压治疗、硫酸镁使用、分娩相关管理等，请在医师指导下使用。

Q6 如何预防药物过度使用导致的头痛？

答： 虽然正确使用规定的药物和非处方药可以减轻头痛，但是过度使用可能会产生矛盾的作用，引起药物过度使用性头痛而不是缓解头痛。剂量频率比药物消耗的绝对数量更为重要，长期每天低剂量用药比偶尔的大剂量用药发生药物过度使用性头痛的风险更高。

每月头痛15天以上并服用麦角胺类、曲坦类、阿片类、联合镇痛药物，或每月使用上述药物或组合10天以上，或每月使用简单镇痛剂15天以上超过3个月的患者，应当考虑到药物过度使用性头痛的可能。头痛的类型可能是紧张性头痛或偏头痛样发作，相关症状可包括恶心及其他胃肠道症状及烦躁、焦虑、抑郁、集中力下降和记忆力下降等。通常停止过度用药后会缓解，但也并非总是如此。

对于药物过度使用性头痛，预防性措施就是要优于管理，包括限制常用相关药物，避免咖啡因和可待因的应用。患有原发性头痛的患者应接受过度用药的风险教育，并鼓励患者记日记以监测头痛频率和用药情况。

一旦患者发生了药物过度使用性头痛,应当对其进行用药教育并限制药物的使用。如果导致药物过度使用性头痛的药物为曲坦类,通常会在7～10天缓解,而阿片类药物相关药物过度使用性头痛则在2～4周缓解。突然撤药可发生戒断症状,如焦虑、紧张、不安和类似中度到严重流感样症状。为减轻患者撤药戒断症状,可考虑使用肉毒杆菌毒素或托吡酯,并随访2～3周。

大多数患者会在2个月内恢复原来的头痛类型。如果2个月后患者的症状缓解,则可以重新引入此前过度使用的药物,但要明确限制使用频率不能超过每周2天。患者在1年内最有可能出现复发,应对患者进行密切随访。

Q7 如何进行偏头痛预防性药物治疗?

答：避免使用急性头痛药物、止痛剂、消肿药和兴奋剂对于确保预防性药物的最佳效果至关重要。在短效药物过度使用的患者中,可能需要在数周内逐渐减量,患者对预防性治疗的疗效达到充分响应可能会延迟数月。药物选择上,首先应当以疗效为依据,并考虑患者的偏好和依从性,并且必须考虑到患者的病情和药物副作用问题。所有偏头痛预防药物都有其他疾病的适应证,包括卒中、心肌梗死、癫痫、情感障碍等。

对于发作性偏头痛,证据最强的是普萘洛尔(60～240毫克/天)、噻吗洛尔(5～30毫克/天)、双丙戊酸钠(500～2 000毫克/天)和托吡酯(100～200毫克/天)。预防性药物通常需要逐渐增加剂量数周,然后在起效之前维持4～8周。使用每天1次或每天2次的频次有助于维持患者用药依从性。

月经期偏头痛可以通过周期性使用夫罗曲坦每次2.5毫克,每天2次,进行预防,在月经前2天用药,持续6天。一些补充疗法或有助于预防偏头痛的方法,包括服用蜂斗菜、野甘菊、大剂量核黄素(维生素B_2)和镁剂等。

Q8 何时可以考虑停止预防性药物治疗?

答: 大多数临床医师建议在患者对治疗有响应后(通常定义为头痛频率降低50%),继续给予预防性治疗6～12个月,然后逐渐减量至停药。随着时间的推移,患者的偏头痛症状可发生变化,可能不再需要预防性治疗。此时停药可以避免不必要的药物治疗及其带来的相关风险和成本问题。

沈炳香　段如麟

疾病七 睡 眠 障 碍

疾 病 概 述

概述

　　睡眠障碍是指睡眠的质、量或时序的变化,即失眠、嗜睡及睡眠-清醒节律障碍,以及在睡眠中出现的发作性异常情况,包括睡行症、夜惊、梦魇等。睡眠障碍作为一种常见病,其临床表现复杂多样,严重影响了人们生活、工作及身心健康。据世界卫生组织调查,全世界27%的人有睡眠问题。随着社会竞争日渐激烈,人们工作和生活节奏的加快,越来越多的人出现睡眠障碍或者与睡眠相关的疾病。睡眠障碍能够导致情绪异常、记忆困难、运动技能减退、工作效率降低及交通事故的风险增高甚至与心血管疾病和死亡相关。

分类

　　《国际睡眠障碍分类》(第三版)(ICSD-3)将睡眠障碍分为失眠、睡眠相关呼吸障碍、中枢嗜睡性疾病、睡眠-清醒节律障碍、异态睡眠（睡行症、梦魇、夜惊）、睡眠相关运动障碍（下肢不宁综合征、周期性肢体运动障碍等）、其他睡眠障碍。其中以失眠最为常见，分为慢性失眠症、短期失眠症及其他类型的失眠症。

发病原因

　　引起睡眠障碍的真正病因和机制尚不十分明确，综合基础和临床的研究有以下因素值得注意：①人格因素，如具有抑郁、焦虑倾向和敏感多疑个性特征的个体。②心理社会因素，不愉快事件造成焦虑、抑郁、紧张、愤怒等情绪。③环境因素，嘈杂、拥挤或所习惯的睡眠环境突然改变、生活规律的改变（如经常倒班或出差）。④躯体因素，各种躯体疾病，如疼痛、呼吸困难等。⑤药物因素，某些药物如糖皮质激素、氨茶碱、甲状腺素等。

临床表现

　　1. 失眠　　主要表现为：①夜间正常睡眠模式紊乱，如难以入睡、睡眠不深、早醒等；或者虽入睡而缺乏睡眠感（即睡眠感缺失）。②睡眠紊乱引起白天不适，如晨起后感到疲乏，不能使人精神振作、恢复精力或白天困倦等情况。长期失眠的人可出现身体疲乏、精神萎靡不振、注意力不集中、学习能力下降、情绪不稳、焦虑、抑郁等。

　　2. 睡眠相关呼吸障碍　　为不同病因所致的睡眠呼吸暂停、睡眠低通气和睡眠低氧性疾病等，如夜间睡眠过程中频繁发生呼吸暂停现象、觉醒、睡眠不稳、深睡减少或缺乏，伴有严重的鼾声，白天则表现为过度困倦。

　　3. 嗜睡症　　主要表现为白天睡眠过多。在安静或单调环境下，经常困乏嗜睡，并可不分场合甚至在需要十分清醒的情况下，也出现不同程度、不可抗拒的入睡。

4. **睡眠-清醒节律障碍** 睡眠-清醒节律与环境所要求的睡眠-清醒节律之间不同步,从而导致失眠或嗜睡的主诉,表现为:①睡眠节律颠倒,如白天睡觉,晚上活动。②非24小时的睡眠-清醒节律,如睡眠延迟,凌晨入睡,下午醒来,或者入睡时间变化不定,总睡眠时间随着时间的变化而长短不一。

5. **异态睡眠** 包括睡行症和夜惊症。睡行症就是我们常说的梦游症,是一种在睡眠过程中起床在室内或户外行走或做一些简单活动的睡眠和清醒同时存在的一种意识改变状态。发作时难以被唤醒,持续数分钟到数十分钟,然后自行上床或被人领回床上再度入睡。待次日醒来通常对睡行经过完全遗忘。夜惊症则常见于儿童,表现为在睡眠中突然醒来并惊叫。

6. **睡眠相关运动障碍** 相对简单、刻板的运动干扰睡眠或入睡,如下肢不宁综合征、周期性肢体运动障碍、睡眠相关腿部肌肉痉挛、睡眠相关磨牙症等。

治疗选择

1. **失眠** 短期失眠往往可以找到诱发因素,去除诱发因素后可使部分患者睡眠恢复正常。心理和行为治疗是首选失眠症治疗方法,最常见的是认知行为疗法。其他非药物治疗措施主要包括睡眠健康教育、生活指导与适当的体育锻炼、放松训练、生物反馈、睡眠限制法等。

慢性失眠患者往往需要药物干预,配合心理行为治疗效果更佳。目前,临床治疗失眠的药物主要包括:①非苯二氮䓬类药物,如唑吡坦、佐匹克隆、右佐匹克隆、扎来普隆等。②苯二氮䓬类药物,如艾司唑仑、奥沙西泮、劳拉西泮、阿普唑仑、氯硝西泮等。③褪黑素受体激动剂,如阿戈美拉汀。④具有镇静作用的抗抑郁药物,如曲唑酮、米氮平等。

2. 睡眠相关呼吸障碍　首先应查找原因,治疗原发病,给予无创正压气道通气和吸氧,可改善多种睡眠呼吸疾病的临床症状和生活质量、减少心脑血管和代谢相关等并发症的发生与发展。另外,根据具体情况,可选择正畸治疗、手术治疗等。

3. 嗜睡症　选择心理行为干预和药物治疗减少白天过度睡眠。药物治疗主要包括三个方面:①精神振奋剂治疗日间嗜睡,如哌甲酯、苯丙胺和咖啡因等。②抗抑郁剂改善猝倒症状,如氯米帕明、帕罗西汀、舍曲林、西酞普兰、文拉法辛、瑞波西汀等。③镇静催眠药治疗夜间睡眠障碍,主要选择用于治疗失眠症的药物。

4. 睡眠-清醒节律障碍　首先应注意生活规律,调整作息时间与正常的社会作息时间节律相符,辅以药物治疗,如晚上可用治疗失眠症的药物,白天可用小剂量的中枢兴奋药物以维持正常的日间活动。

5. 异态睡眠　儿童睡行症一般随着年龄的增长可以自愈,无须特殊处理。对于成人或症状严重者可考虑药物治疗,选择苯二氮䓬类药物如地西泮或氯硝西泮睡前服用。夜惊症则主要以解除心理诱因,避免白天过度劳累、兴奋,睡前不讲紧张的故事,不看恐怖的电影。发作时一般不需要特殊处理,注意对患者的保护。但在发作频繁的情况下,可考虑用苯二氮䓬类药物进行治疗。

6. 睡眠相关运动障碍　下肢不宁综合征首选多巴胺能药

物如普拉克索或罗匹罗尼。另外,抗癫痫药物如加巴喷丁、卡马西平等及镇静催眠药如氯硝西泮、唑吡坦等对部分患者有一定疗效。部分难治性患者,可以选用阿片类药物如可待因、美沙酮、曲马多等治疗。

预后

有明确诱发因素的睡眠障碍,通常在去除诱因后可获得满意的治疗结局。但我们也应知道患者所处的生活环境、生活习惯、身体状况、有无器质性疾病及性格特点等与预后有着密切的关系。睡眠相关问题可能是患者原有疾病的症状之一,又或在治疗、用药过程中诱发,因此其治疗往往需要医师、患者及监护人的密切配合,确定和处理直接或间接影响睡眠的相关因素,加强对睡眠卫生的宣教,使其坚持治疗计划,树立治疗信心。

药 物 治 疗

治疗目标

睡眠障碍的治疗目标为缓解症状,改善睡眠质量和(或)延长有效睡眠时间,缩短睡眠潜伏期,减少或消除与睡眠相关的躯体疾病或与躯体疾病共病的风险,实现疗效和潜在的药物不良反应之间的平衡,提高患者对睡眠质和量的主观满意度,恢复社会功能,提高患者的生活质量。

常用药物

治疗睡眠障碍的常用药物见表9。

表9 治疗睡眠障碍的常用药物

常用药物	主要作用	禁忌证	服用时间	不良反应	储存条件
佐匹克隆	用于各种失眠症	对本品过敏者,失代偿期的呼吸功能不全、重症肌无力、重症睡眠呼吸暂停综合征患者禁用	睡前服用	与剂量及患者的敏感性有关。偶见嗜睡、口苦、口干、肌无力、遗忘、醉态	避光、密闭保存
右佐匹克隆	用于治疗失眠	对本品及其成分过敏者、失代偿期的呼吸功能不全、重症肌无力、重症睡眠呼吸暂停综合征患者禁用	睡前服用	成年患者与剂量相关的不良事件包括口干、头晕、幻觉、感染、皮疹、呕吐异常,其中味觉异常的剂量相关性最明显	密封、干燥处保存
唑吡坦	用于偶发性失眠症、暂时性失眠症	对唑吡坦或本品中任何一种成分过敏者、严重呼吸功能不全、睡眠呼吸暂停综合征、严重、急性或慢性肝功能不全(有肝性脑病风险)、肌无力患者禁用	睡前服用	嗜睡、头晕、头痛、恶心、腹痛,极少数有记忆障碍(顺行性遗忘)、夜间烦躁、抑郁、意识障碍、复视、颤抖、舞蹈步等	密闭、避免高温高湿保存
扎来普隆	用于入眠困难的失眠症的短期治疗	对本品过敏者、严重肝、肾功能不全者、睡眠呼吸暂停综合征、重症肌无力患者及严重呼吸困难或胸部疾病患者禁用	睡前服用	可能会出现较轻的头痛、嗜睡、眩晕、口干、出汗及厌食、腹痛、恶心呕吐、乏力、记忆困难、多梦、情绪低落、震颤、站立不稳、复视及其他视力问题、精神错乱等不良反应	密闭,置避光、阴凉干燥处保存
艾司唑仑	主要用于抗焦虑、失眠,也用于紧张、恐惧及抗癫痫和抗惊厥	中枢神经系统处于抑制状态、急性酒精中毒、肝肾功能损害、重症肌无力、急性或易于发生的闭角型青光眼发作、严重慢性阻塞性肺部病变者慎用	睡前服用	①常见的不良反应有口干、嗜睡、头昏、乏力等,大剂量可有共济失调、震颤;②罕见的不良反应有皮疹、白细胞减少、肝损害	遮光、密闭保存

续表

常用药物	主要作用	禁忌证	服用时间	不良反应	储存条件
三唑仑	用于治疗各型不眠症,尤其适用于入睡困难、睡浅频繁和(或)早醒等睡眠障碍	尚不明确。三唑仑属于国家一类精神药品管理,不良反应和成瘾性严重。谨慎使用	睡前服用	①较多见的不良反应为头晕、头痛、嗜睡;②较少见的不良反应为恶心、呕吐、头昏眼花、语言模糊、动作失调;③少数可发生昏倒、幻觉	遮光、密闭保存
氟西泮	用于治疗各种失眠,如入睡困难、夜间多梦和早醒。对反复发作的失眠或睡眠障碍以及需睡眠休息的急慢性疾病均有效	对其他苯二氮䓬药物过敏者,可能对本药过敏者禁用	睡前服用	较常见的不良反应是嗜睡、头昏、乏力等,大剂量可有共济失调、震颤	遮光、密闭保存
劳拉西泮	用于焦虑障碍的治疗或用于缓解焦虑症状及与抑郁症状相关的焦虑的短期治疗	对本品及苯二氮䓬类药物过敏者、急性闭角型青光眼患者禁用	睡前服用	常见的不良反应是镇静,较少见的不良反应是眩晕、乏力和步态不稳。镇静和步态不稳的发生率随着年龄的增长而增加	25℃以下避光保存
咪达唑仑	用于失眠症的短期治疗	对苯二氮䓬类安眠药及对本品中任何成分过敏者、重症肌无力、严重心、肺功能不全者,严重肝功能不全者、睡眠呼吸暂停综合征及儿童患者禁用	睡前服用	可能出现头晕、乏力、偶见血压下降或腹胀、胃部不适、心动过速、流眼泪等	遮光、密闭保存,存放于小孩接触不到处
奥沙西泮	主要用于短期缓解焦虑、紧张、激动,也可用于催眠,焦虑伴有精神抑郁的辅助用药	妊娠期妇女、哺乳期妇女、新生儿禁用	睡前服用	常见的不良反应为嗜睡、头昏、乏力等,大剂量可有共济失调、震颤	遮光、密闭保存

续表

常用药物	主要作用	禁忌证	服用时间	不良反应	储存条件
阿普唑仑	主要用于焦虑、紧张、激动，也可用于催眠或焦虑的辅助用药，也可作为抗惊恐的药，并能缓解急性酒精戒断症状	中枢神经系统处于抑制状态的急性酒精中毒，肝肾功能损害，重症肌无力，急性或易于发生的闭角型青光眼发作，严重慢性阻塞性肺部病变，驾驶员、高空作业者，危险精细作业者慎用	睡前服用	常见的不良反应有嗜睡、头昏、乏力等，大剂量偶见共济失调、震颤、尿潴留、黄疸	遮光，密闭保存
氯硝西泮	主要用于控制各型癫痫	妊娠期妇女、哺乳期妇女、新生儿禁用	睡前服用	常见的不良反应有嗜睡、头昏、共济失调、行为紊乱、异常兴奋、易激惹、肌力减退	遮光，密闭保存
阿戈美拉汀	用于治疗成人抑郁症	对活性成分或任何赋形剂过敏的患者禁用，乙肝病毒携带者/患者，丙肝病毒携带者/患者，肝功能损害患者（即肝硬化或活动性肝病患者）禁用，禁止与氟伏沙明、环丙沙星合用	睡前服用	常见不良反应为恶心、头晕、嗜睡、失眠、偏头痛、焦虑、恶心、腹泻、便秘、腹痛、多汗、背痛、疲劳等	密闭保存
曲唑酮	主要用于治疗各种类型的抑郁症和伴有抑郁症状的焦虑症及药物依赖者戒断后的情绪障碍	对盐酸曲唑酮过敏者禁用，肝功能严重受损、严重的心脏疾病或心律失常者、意识障碍者禁用	无特殊要求	常见不良反应为嗜睡、疲乏、头昏、失眠、紧张和震颤及视物模糊、口干、便秘等，少见直立性低血压、心动过速、恶心、呕吐和腹部不适	遮光，密闭保存
米氮平	用于治疗抑郁症	米氮平过敏者禁止使用	无特殊要求	常见的不良反应有食欲增大及体重增加。疲倦、镇静，通常发生在服药后1周内	遮光，密闭，阴凉处（不超过20℃）保存

🍂 联合用药注意事项

睡眠障碍患者不建议同时使用两种及以上镇静催眠药物,主张单一用药。其中,苯二氮䓬类镇静催眠药物与其他药物之间存在如下相互作用:①与中枢抑制药合用可增加呼吸抑制作用,因此用药期间避免使用其他的中枢神经系统抑制剂,如苯巴比妥;②与易成瘾和其他可能成瘾药合用时,成瘾的危险性增加;③与酒及全麻药、可乐定、镇痛药、吩噻嗪类、单胺氧化酶 A 型抑制药和三环类抗抑郁药合用,可彼此增效,应调整用量;④与抗高血压药和利尿降压药合用,可使降压作用增强;⑤与西咪替丁、普萘洛尔合用可使该类镇静催眠药物清除减慢,血浆半衰期延长;⑥与扑米酮合用可减慢后者代谢,需调整扑米酮的用量;⑦与左旋多巴合用,可降低后者的疗效;⑧与利福平合用,增加该类镇静催眠药物的消除,血药浓度降低;异烟肼抑制该类镇静催眠药物的消除,致血药浓度增高;⑨与地高辛合用,可增加地高辛血药浓度而致中毒。

🍂 特殊人群用药指导

1. 老年患者用药指导　　老年睡眠障碍患者首选非药物治疗手段,如睡眠卫生教育、经颅磁刺激治疗、光疗、音乐治疗等,尤其强调接受认知行为疗法。当针对原发疾病的治疗不能缓解或无法接受非药物治疗时,可以考虑药物治疗。推荐使用非苯二氮䓬类药物或褪黑素受体激动剂,治疗剂量应从最小有效剂量开始。必须使用苯二氮䓬类药物时需谨慎,当发生共济失调、意识模糊、幻觉、呼吸抑制时需立即停药并妥善处理,同时需要注意服用苯二氮䓬类药物引起的肌肉松弛作用有可能产生跌倒等意外伤害。老年患者对该类药物敏感,其治疗剂量应从小剂量开始,短期应用或采取间歇疗法,不主张大剂量给药,用药过程中密切观察药物不良反应。

2. 女性患者用药指导　　女性在妊娠期使用镇静催眠药物的安全性缺乏资料,为了避免潜在的致畸风险,首选非药物治疗。药物治疗需权衡利弊,原则上非苯二氮䓬类药物较苯二氮䓬类药物安全,需在医师或药师指导下用药,可结合非药物治疗。苯二氮䓬类药物能透过胎盘,具有在胚胎和胎儿累积的潜力,可能造成不良影响。临床资料显示苯二氮䓬类药物不会造成重大畸形,但可能会增加早产、低出生体重和小于胎龄儿的发生率,妊娠早期使用可增加低血糖风险,而妊娠晚期则可能增加呼吸相关风险。苯二氮䓬类药物可从乳汁中排泄,由于新生儿对药物代谢能力有限,造成药物蓄积后可导致喂乳困难、嗜睡和体重减轻,因此哺乳期建议停药或采取人工喂养。

3. 伴有呼吸系统疾病患者用药指导　　苯二氮䓬类药物由于其呼吸抑制等不良反应,在慢性阻塞性肺疾病、睡眠呼吸暂停综合征患者中禁用或慎用。非苯二氮䓬类药物受体选择性强,次日清晨残余作用发生率低,可使用唑吡坦或佐匹克隆治疗轻、中度伴有慢性阻塞性肺疾病患者。

4. 精神病障碍患者用药指导　　精神障碍患者常存在失眠症状,应该由精神科执业医师按照专科原则治疗和控制原发疾病,同时治疗失眠症状。如抑郁、焦虑患者存在失眠时,应以抗抑郁药、抗焦虑药物为主,必要的情况下可辅以镇静催眠药物治疗。

🌿 用药案例解析

案·例·1

　　病史:患者,男性,28岁。在读博士,因毕业论文进入关键性阶段而紧张,连续3天夜里睡不着。第4天到综合医院开服氯硝西泮片0.5毫克/晚，服用后每晚只能睡2～4小时，后自行逐渐增加剂量，1周后剂量达到2毫克/晚，有一定效果。因论文一直未完成遭导师批评，情绪开始低落，烦躁不安，夜不能寐。2周后到精神科求治，经医师做支持性心理治疗及认知治疗后患者情绪较前有所缓解，对自己论文一事态度有所改观。此时睡眠开始好转，氯硝西泮片剂量在2周内逐渐减停，减药期患者睡眠时间逐渐恢复正常，未出现不适主诉。

解析：一些急性的、明确的应激事件如该患者的毕业论文，常常诱发短期睡眠问题，其基本特征是短期内的睡眠起始或维持困难，导致患者对睡眠不满。治疗原则应以尽可能地消除应激源或减少应激源对个体心理的影响为主，选择心理治疗，包括支持性心理治疗、精神分析治疗、行为治疗及生物反馈治疗等，其均有助于患者建立对应激适应能力和稳定情绪的应对机制。对于症状较重或症状迁延者可在医师指导下短期使用催眠药物，但具体的用药方法、剂量和时间均应通过专科医师来提供帮助，切忌自行增加剂量，以免产生耐药和依赖。

案·例·2

病史：患者，女性，32岁。家庭主妇，半年前因婚姻问题逐渐出现夜眠差，主要表现入睡困难，近1个月加重，23:00上床，辗转反侧至凌晨2:00才睡着，早上6:00左右醒来。至综合医院就诊，服用奥沙西泮片15毫克/晚后，入睡困难得到改善。

10天后自觉睡眠问题得到改善,立即停止服用奥沙西泮片后出现莫名的烦躁,坐不住。再次去医院就诊,考虑药物骤停所致,再次口服奥沙西泮片15毫克/晚,上述症状有所缓解。嘱其3天后,减量至7.5毫克/晚;服用3天后,再隔日服用7.5毫克,于2周内逐渐减量至停用,期间未见不适。

解析:苯二氮䓬类药物即使在正常用法用量下,快速减量或突然停药也有可能会出现撤药症状,尤其是高效价和半衰期短的药物(如奥沙西泮、劳拉西泮等)、伴有躯体疾病的患者更容易产生。该患者属于典型的撤药不当引起的不适反应,因此,当患者病情稳定后,应该经专科医师评估后才能考虑停药。另外,患者应当了解停药过程可能出现的症状及注意事项,专科医师会根据患者药物使用时间及剂量来决定具体的停药方案,切忌自行停药。

案·例·3

病史:患者,女性,32岁。3个月前可能因为婆媳关系紧张,渐出现眠差,主要表现为入睡困难,有时整夜不眠,白天感觉烦躁,无精打采,精力差。到医院就诊后,心理治疗不配合,给予服用劳拉西泮片0.5毫克/晚,睡眠状况有所改善,次日晨醒亦无不适。但因婆媳关系一直紧张,持续处于困难处境中,加上家庭琐事如小孩教育问题等,一想到这些问题显得更加焦虑不安,睡眠变得时好时坏,辗转反侧难以入眠,就自行口服劳拉西泮片0.5毫克。此后一直断断续续服用劳拉西泮片,期间曾感觉效果不如从前,自行加量甚至通过非法途径获取该药,剂量也从0.5毫克/晚加量至6毫克/晚。近1

个月感觉精力大不如前,白天提不起精神,记忆力差,丢三落四,几乎每晚都服用劳拉西泮片6毫克,夜眠尚可,但自觉自己服药剂量过大,开始担心对身体有损害,想自行断药,但是试行后烦躁明显,不能入眠,欲罢不能,不得巳家人带至精神专科医院就诊,考虑劳拉西泮药物滥用,后在专科医师指导下,让患者认识到长期大量使用镇静催眠药物的后果,配合认知行为治疗、家庭治疗、缓和婆媳关系,1个月内完成药物减量,直至停用,未出现药物戒断及其他不适。

解析:苯二氮䓬类药物剂量逐渐增大,往往提示患者对药物产生了耐受性和依赖性,如该患者劳拉西泮的剂量由起初的0.5毫克/晚逐渐增加至6毫克/晚。患者缺乏医药知识,长期大剂量使用导致了该药物的滥用甚至无法自行断药,继而出现了精力下降、心情烦躁、记忆力差等不适。因此,患者应正确认识镇静催眠药物滥用危害性,切忌自行服药或增加剂量,一定要在专科的医师或药师的指导下用药。

温馨提示

(1)睡眠出现问题应前往专科医院就诊,不可自行服用镇静催眠药物。

(2)服用镇静催眠药物期间,不要随意调整药物剂量,切忌自行增加、减少剂量或骤停。

(3)药物是否需要停用,应由专科医师或药师评估,给出个体化停药方案。

(4)避免滥用,尤其是长期用药者。

—— 用 药 常 见 问 题 解 析 ——

Q1 苯二氮䓬类药物不同的剂量有哪些不同作用?

答: 小剂量的苯二氮䓬类药物有镇静作用,随着药物使用剂量的增加,其可有催眠作用,能明显缩短入睡潜伏期,显著延长睡眠持续时间,减少觉醒次数。进一步加大剂量,可有抗惊厥、抗癫痫、肌肉松弛等作用。

Q2 镇静催眠药物的短效、中效、长效的分类依据是什么?

答: 药物的半衰期一般指药物在血浆中最高浓度降低一半所需的时间,其反映了药物在体内消除的速度,也间接反映出药物作用持续时间。例如,某药物的半衰期为5小时,口服后1.5 ~ 2.0小时血浓度达最高值,那么5小时后血药物浓度为最高值的一半,10小时后仅为最高值的1/4。镇静催眠药物短效、中效、长效的分类主要依据于药物的半衰期,短效的维持时间短,长效的维持时间长。

Q3 短效、中效、长效镇静催眠药物有哪些,分别适用哪些人群?

答: 短效的镇静催眠药如唑吡坦、佐匹克隆、扎来普隆等,药物半衰期不足10小时,作用迅速而短暂,对维持睡眠效果差。其主要用于入睡困难者,一般无延续效应,对患者白天精神状态影响较小。中效的镇静催眠药如阿普唑仑、艾司唑仑、劳拉西泮等,药物半衰期为10 ~ 20小时,多用于入睡困难且易醒的患者。其用量较高时常有后遗效应，如晨醒后宿醉现象。长效的镇静催眠药如地西泮、氯硝西泮等，药物半衰期在20小时以上，起效较慢，容易在体内蓄积，常有后遗效应，影响患者白天的精神状态。其适用于早醒、睡眠维持困难者。

Q4 失眠患者必须服用安眠药物吗？

答： 失眠就像发热一样，不能一味地通过药物缓解病情，重要的是寻找失眠背后的原因。环境、情绪、饮食、疾病、药物等引起的一过性失眠是生理性的反应，不必紧张，只要消除诱发因素，一般来说睡眠即可恢复正常，并非一定要服用安眠药物。当然，对于那些通过自我调节仍然失眠，或者因为长期失眠出现身体疲乏、萎靡不振、注意力不集中甚至记忆力下降者，建议去专科医院就诊，首选心理和行为治疗。如若不能缓解或无法接受非药物治疗，建议在专科医师的指导下，选择适合自己的安眠药物，按需服用。

Q5 朋友睡不着觉，服用艾司唑仑很好，我可不可以也吃同样的药？

答： 失眠不仅仅是睡不着这么简单。偶尔失眠（1周不超过2次）不用紧张，通过自行调节可以解决。但若每周失眠超过3次，持续4周或更长时间，影响了日常生活、工作，应尽快到医院咨询睡眠专科医师。另外，睡眠时间因人而异，就像每个人的饭量一样各有不同。朋友睡不着觉跟自己的睡眠不好的原因可能是不一样的，不能盲目地选择别人的药物。因此，建议去专科医院就诊，选择适合自己的治疗方案。

Q6 镇静催眠药物治疗的禁忌人群有哪些?

答: 老年患者、肝肾功能和呼吸功能不全者患者、驾驶员、高空作业及其操作者慎用。新生儿、急性闭角型青光眼、重症肌无力患者禁用。

Q7 服用镇静催眠药物会上瘾吗?

答: 所有药物均有副作用,我们平常担心的"成瘾"多数是在不规范用药情况下出现的。在病因治疗和认知行为治疗的基础上,严格掌握用药适应证,选择合适的药物,并在医师或药师的指导下用药,一般并不会对身体产生较大的副作用,反而能够改善睡眠并减少其他并发症的可能。

Q8 长期滥用催眠药物会带来哪些危害?

答: 目前,多数国家建议使用催眠药物的时间限定为2～4周,然而很多人服用药物的时间远不止于此。这些药物服用数周后,催眠效果往往会减弱甚至消失,为了达到药效,往往需要增加剂量,致使患者难以停药,产生躯体和心理的依赖。如果突然停药可能会出现焦虑、紧张、激动、头痛、胃肠不适、厌食等,长期大量服用后撤药后出现的症状严重甚至出现抽搐、精神障碍等。为防止镇静催眠药的滥用及流入非法渠道,我国已经对该类药物按二类精神药品进行严格管理,其中三唑仑作为一类精神药品管理。

Q9 苯二氮䓬类药物使用原则是什么?

答: 用药前要尽量明确失眠障碍的原因,在病因治疗、认知行为治疗和睡眠健康教育的基础上酌情给予药物治疗。药物使用原则包括：①了解患者既往用药史，为更恰当地选择药物提供参考依据。②个体化用药，从最小有效剂量开始，根据治疗反应调整剂量，但要限制在治疗剂量范围内，尽量以最小剂量达到满意效果。③合理选择用药，短半衰期的药物主要用于改善入睡困难的症状，中半衰期的药物主要用于改善维持睡眠困难，长半衰期的药物主要用于改善维持睡眠困难和早醒。④间断给药（2～4次/周）。⑤短期用药，连续用药不超过4周。⑥逐渐停药。⑦注意停药后的失眠反弹。

Q10 苯二氮䓬类药物中毒表现有哪些？

答： 相对于巴比妥类药物，有效剂量范围内苯二氮䓬类药物是相对安全的药物，但过量使用仍可致呼吸抑制和昏迷。同时应用其他中枢抑制药物、吗啡和酒精等可显著增强毒性。特别是合并呼吸系统疾病、肝硬化、多药中毒、儿童及老年人，风险更大。轻者头昏、嗜睡、动作不协调、呼吸变慢但很规则；重者昏迷、呼吸浅弱慢而不规则甚至呼吸衰竭。中毒时心血管系统抑制可出现四肢冰冷、血压下降等，中毒早期瞳孔缩小、肌张力增高；晚期瞳孔散大、肌张力低、腱反射消失。

Q11 苯二氮䓬类药物中毒有特效药解救吗？

答： 氟马西尼是第一个也是目前市场上唯一的人工合成的苯二氮䓬受体拮抗剂，临床主要用于苯二氮䓬类过量引起的中枢深度抑制的解救。通常患者对氟马西尼的耐受性很好。常见的不良反应有恶心、呕吐、烦躁、焦虑不安、不适感等。有癫痫病史者可能诱发癫痫。长期服用或者注射苯二氮䓬类药物者使用氟马西尼可能出现戒断症状。

Q12 非苯二氮䓬类药物有什么特点?

答: 非苯二氮䓬类药物的结构和苯二氮䓬类催眠药不同,为短效和超短效催眠药物,以佐匹克隆、扎来普隆、唑吡坦为代表,特点是血药浓度达峰快、半衰期短、快速排泄。在临床上的优点为快速诱导入睡、缩短入睡潜伏期,主要用于入睡困难、次日无宿醉效应、不易产生耐受性和依赖、对记忆不良影响少、停药后失眠反弹少。

Q13 唑吡坦有何特点,适用于哪些人群?

答: 唑吡坦为短效的催眠药物,仅有单一的镇静催眠作用,可缩短入睡时间,减少夜间觉醒次数,延长总睡眠时间,改善睡眠质量,对睡眠结构的影响小于苯二氮䓬类药物。由于作用受体选择性高,没有抗焦虑、抗惊厥和肌肉松弛作用等精神运动性损害,停药后不出现反跳现象。临床上主要用于偶发性失眠症、暂时性失眠症。不良反应少见,有腹痛、恶心、呕吐、腹泻、头晕、停药后失眠,以及半夜起床可出现反应迟钝、摔倒等。

Q14 佐匹克隆有何特点,适用于哪些人群?

答: 佐匹克隆口服吸收迅速,具有催眠、镇静、抗焦虑和抗惊厥作用,可用于各种原因引起的失眠症,尤其适用于不能耐受次晨残余作用的患者。不良反应可见困倦、口苦、口干、肌无力、头痛。长期用药后突然停药可出现反弹性失眠、噩梦、恶心、呕吐、焦虑、肌痛、震颤。

Q15 扎来普隆有何特点,适用于哪些人群?

答: 扎来普隆具有镇静、催眠和抗惊厥作用,可缩短睡眠潜伏期,增加总的睡眠时间,提高睡眠效率,适用于入睡困难的失眠症患者的短期治疗。服用后后遗效应较轻,常见的不良反应有头痛、嗜睡、眩晕、口干、厌食、腹痛、恶心、呕吐、乏力、记忆困难等。

Q16 催眠药物突然停用,会有哪些危害?

答: 即使使用治疗剂量的镇静催眠药物,持续较长时间后突然减量或停药也有可能会出现撤药症状,如焦虑、失眠、坐立不安、激越、易激惹和肌肉紧张等。少见的危害有恶心、腹泻、倦怠、关节肌肉疼痛、流涕、听觉过敏、视物模糊、噩梦、抑郁、反射亢进和共济失调等。

Q17 如何停用镇静催眠药物?

答: 医师经全面评估后考虑停止药物治疗前,均会告知患者停药过程中可能会出现的症状及注意事项,并取得患者的理解与配合。《中国成人失眠诊断与治疗指南》(2012年)推荐的停药原则:①避免突然中止药物治疗,减少失眠反跳。②停药应逐步减停,有时需要数周至数月,如在停药过程中出现严重或持续精神症状,应对患者进行重新评估。③常用的减量方法为逐步减少夜间用量和(或)变更连续治疗为间歇治疗。减量有个过程,先可以减少一半,巩固一段时间,再予以减少,最后可用1/4片维持一个阶段。

Q18 如何知道自己对催眠药物产生了依赖？

答： 药物依赖的临床表现主要为耐受性、戒断症状及精神依赖，其核心症状是强烈的渴求及强迫性的用药行为，难以控制使用药物的时间与剂量，反复戒断但难以成功，停止使用药物时出现戒断症状，使用药物导致了一系列的躯体及心理损害并影响了正常生活和工作。例如，存在不能控制使用剂量甚至找多个医师开处方药的行为或者通过黑市购买药物，为获得药物花费了大量的时间和精力，明明知道长期过量使用对自己的健康不利，仍然坚持继续使用。如果存在上述行为，建议尽早去专科医院就诊。

Q19 怎样避免产生药物依赖？

答： 最好的措施是不自行使用镇静催眠药物，在专业的医师指导下使用，严格限制使用时间，重视治疗过程中门诊随访，建议每2～4周至少进行1次就诊评估，老年患者及多种药物滥用者应增加随访频率。

Q20 阿戈美拉汀适用于哪些人群？

答： 阿戈美拉汀是褪黑素受体激动剂也是5-HT受体拮抗剂，因此具有抗抑郁和催眠双重作用，能够改善抑郁障碍相关的失眠，缩短睡眠潜伏期，增加睡眠连续性。与苯二氮䓬类药物不同，褪黑素受体激动剂可以作为不能耐受催眠药物患者及已经发生药物依赖的替代治疗。

Q21　为什么抗抑郁药物可以用于治疗失眠？

答：　失眠是抑郁、焦虑发作的最常见症状之一，也是抑郁、焦虑的危险因素。反过来，抑郁、焦虑也是慢性失眠的危险因素。正常人群里，存有睡眠问题的人群中，大约40%的人可能有心理障碍或精神疾病，最常见伴有焦虑或抑郁症状。失眠可能是焦虑症或抑郁症的先兆；长期失眠很可能发展成焦虑症或抑郁症，同样，这两者也会加重失眠障碍，形成恶性循环，从而增加治疗难度。

Q22　用于失眠的抗抑郁药物有哪些？

答：　抗抑郁药在失眠症治疗中的使用近年越来越广泛。抗抑郁药用于失眠治疗的促睡眠剂量一般低于抗抑郁治疗剂量，常用的具有镇静作用的抗抑郁药物包括三环类抗抑郁药（氯米帕明、多塞平）、米氮平、曲唑酮等。

Q23　使用三环类抗抑郁药应注意什么？

答：　该类药物为经典的抗抑郁药，但治疗指数低，剂量受镇静、抗胆碱能和心血管不良反应限制，不作为失眠的首选药物。其主要的不良反应有：①抗胆碱能作用，如口干、视物模糊、尿潴留、便秘等，因此伴有青光眼、前列腺肥大的患者及老年患者不宜使用。②心血管作用，可致心动过速、直立性低血压，最危险的是心脏传导阻滞，因此应定期进行心电图检查。鉴于此，使用三环类抗抑郁药物期间，建议进行血药浓度检测。

Q24 曲唑酮适用于哪些睡眠障碍患者?

答: 曲唑酮相比于三环类抗抑郁药,没有或只有很弱的抗胆碱能活性,但有较明显的抗焦虑和镇静作用,适合伴有焦虑、失眠的轻中度抑郁症、重度睡眠呼吸暂停综合征及有药物依赖史的患者。常见的不良反应为镇静、头晕,可发生直立性低血压。

Q25 米氮平用于睡眠有何特点?

答: 米氮平通过阻断5-HT$_{2A}$受体、组胺H$_1$受体而改善睡眠,可以增加睡眠的连续性和慢波睡眠,缩短入睡潜伏期,增加总睡眠时间,改善睡眠效率,尤其是对于伴有失眠的抑郁症患者。小剂量米氮平主要为抗组胺作用(镇静、嗜睡),随着剂量的增加则去甲肾上腺素能神经传递作用也增加,从而可抵消某些抗组胺能作用。临床研究发现,将米氮平固定剂量与逐渐增量相比较,发现两组改善睡眠潜伏期和总睡眠时间效果相似,提示米氮平增量对失眠效果未必更好。

Q26 哪些药物容易导致失眠?

答: 镇静催眠药物能治疗失眠,但如果我们不规范使用甚至滥用也能导致睡眠的紊乱。其实还有很多药物也能影响到我们的睡眠,这些药物包括:①平喘药,如氨茶碱、麻黄素等,晚间服用这些药物会使中枢神经兴奋,常常导致失眠等症状。②利尿药,可引起夜间多尿而扰乱睡眠。③抗高血压药,如甲基多巴、利血平、可乐定等,不但可引起失眠,还可以引发抑郁综合征,从而造成严重失眠。④糖皮质激素,如泼尼松等药物,大剂量应用时,可引起机体的兴奋性增高而导致失眠、多汗等症状。⑤抗胆碱药，如阿托品等药物使用后，往往有口渴感，用量过大会出现心动过速而影响睡眠。除了这些药物，还有某些抗心律失常药物、抗结核药物、口服避孕药、甲状腺素等均有可能影响睡眠。

Q27　睡眠呼吸障碍患者使用镇静催眠药物有何风险？

答： 睡眠呼吸疾病包括睡眠呼吸暂停、睡眠低通气和睡眠低氧性疾病等。常有此类患者出现睡眠不好时不去就医，认为仅仅是睡眠不好甚至隐瞒自己的病情，自行购买镇静催眠类药物服用，这是万万不可的。多数镇静催眠药物会加重患者上气道肌肉松弛的情况，从而使异常打鼾和呼吸暂停更严重，尤其是伴有呼吸系统疾病患者、老年患者，这会大大增加猝死的风险。因此，为了避免这些情况的发生，尽早去正规医院接受治疗是最明智的选择。

Q28　嗜睡患者使用哌甲酯应注意什么？

答： 哌甲酯为拟交感神经类精神振奋剂，属于第一类精神药品，应注意存在潜在的滥用性和较高的耐受性。哌甲酯可以改善发作性睡病患者大部分的嗜睡症状。常见的不良反应包括胃肠道反应、头痛、头晕、失眠、无力、高血压、体重减轻等，罕见的不良反应为精神疾病。青光眼、焦虑症、癫痫或抽动-秽语综合征患者慎用。禁用于高血压、胸痛、心律失常、二尖瓣脱垂、心室肥厚、心绞痛和急性心肌梗死患者。

王金亮

参 考 文 献

贾建平，陈生第，崔丽英，等. 神经病学 [M]. 7版. 北京：人民卫生出版社, 2013：170-186.

李大魁，金有豫，汤光，等. 马丁代尔药物大典（原著第37版）[M]. 北京：化学工业出版社, 2014：347.

张幸国，胡丽娜. 临床药物治疗学各论（上册）[M]. 北京：人民卫生出版社, 2015：541-551.

丁晶，汪昕. 癫痫诊疗指南解读 [J]. 临床内科杂志, 2016, 33（2）：142-144.

田园，李立明. 老年人睡眠障碍的流行病学研究 [J]. 中华流行病学杂志, 2017, 38（7）：988-992.

王宇卉. 育龄妇女抗癫痫药的合理使用 [J]. 中华临床医师杂志（电子版）, 2015, 9（11）：2025-2028.

张晓鸣，李娟，杨甫德. 苯二氮䓬类药物在失眠症中的合理应用 [J]. 中华全科医师杂志, 2016, 15（7）：508-511.

中国痴呆与认知障碍写作组，中国医师协会神经内科医师分会认知障碍疾病专业委员会. 2018中国痴呆与认知障碍诊治指南（二）：阿尔茨海默病诊治指南 [J]. 中华医学杂志, 2018, 98（13）：

971-977.

中华医学会神经病学分会, 中华医学会神经病学分会脑血管病学组. 中国脑血管病一级预防指南2015[J]. 中华神经科杂志, 2015, 48（8）: 629-643.

中华医学会神经病学分会, 中华医学会神经病学分会脑血管病学组. 中国缺血性脑卒中和短暂性脑缺血发作二级预防指南2014[J]. 中华神经科杂志, 2015, 48（4）: 258-269.

中华医学会神经病学分会帕金森病及运动障碍学组. 中国帕金森病治疗指南（第三版）[J]. 中华神经科杂志, 2014, 47（6）: 428-433.

中华医学会神经外科学会功能神经外科学组, 中国医师协会神经外科医师分会功能神经外科专家委员会, 上海交通大学脑神经疾病诊治中心. 三叉神经痛诊疗中国专家共识[J]. 中华外科杂志, 2015, 53（9）: 657-664.

中华医学会疼痛学分会头面痛学组, 中国医师协会神经内科医师分会疼痛和感觉障碍专委会. 中国偏头痛防治指南[J]. 中国疼痛医学杂志, 2016, 22（10）: 721-727.

国际头痛协会. 国际头痛分类第三版（beta版）[EB/OL].http://journals.sagepub.com/toc/cep/3319[2013-06-14].

Guaiana G, Barbui C. Discontinuing benzodiazepines: best practices[J]. Epidemiol Psychiatr Sci. 2016, 25（3）: 214-216.